平穏死という生きかた

石飛幸三

GENTOSHA

はじめに

我が国の高齢化が進んでいます。

二〇二五年には、団塊世代が七十五歳以上の後期高齢者となり、高齢者数は約三千五百万人に達する見込みです。あと十年もしないうちに、高齢者の大量発生が、医療や介護問題などのさらなる深刻化を招くことは間違いありません。高齢者人口の増加は死亡者数の急増をもたらし、二〇三〇年には今の一・五倍もの年間百六十一万人が亡くなるとの試算があります。すぐそこの未来に、世界のどの国も経験したことのない「超高齢化・多死社会」が到来するのです。

けれども、そのことが**社会全体であまりリアリティを持ってとらえられていない**のではないか、という気がしてなりません。

来たるべき多死社会は、一人ひとりに、自分の死はどうあるべきかという問いかけを鋭く突きつけています。

他人事ではない現実感と、わが身の「死」についての真摯な目線を持つことが、待ったなしで求められているのではないでしょうか。

今、病院は高齢の入院患者であふれています。

からだに「胃ろう」が付けられて、寝返りも打てず、黙ってじっと横たわっているしかない人たちが、二十万人とも三十万人とも言われています。

胃ろうとは、口からものを食べられなくなった人のお腹に穴を開け、管を通じて胃のなかに人工栄養を送り込む延命装置です。

人は年を取ると、食べる量が減って飲み込む力も衰えてきます。とりわけ、**認知症になると中枢機能の障害で飲み込む力は格段に低下します**から、食道に行くべき飲食物が誤って肺のほうに入ることで誤嚥性肺炎を起こしがちです。また骨折などで入院したお年寄りでも、病院生活という著しい環境の変化に順応できず、認知症の症状が出たり、認知症が進んでしまうこともあります。そうした場合、もはや口から食べられない状態だと判断されれば、胃ろうが付けられます。現在、認知症高齢者の約八割の方が、自然な天命を待つのではなく、胃ろうによる人工的な栄養摂取で生かされています。

人間は、口で食べ物を味わって**食べる機能を取り上げられると、根源的な喜びを奪われたも同然**で、生きる意欲を失います。同時に脳の機能が低下し、胃ろうを付けた高齢者は、口を半分開けたまま魂を抜かれたように仰向けになっているだけです。やがて手足はだんだんと拘縮していきます。ある意味、〝生ける屍《しかばね》〟にされたようなものです。

こんな姿で、生の時間だけを延ばされて、誰がうれしいでしょうか。

胃ろうを付けてただ長々と生かす、こんなことが許されてよいのでしょうか。

こんな国は、世界でも我が国だけです。

六年ほど前から私は、終末期の高齢者に胃ろうなどの過剰な延命医療を施すことは本人を苦しめることになる、もっと自然に安らかな死を迎えさせてあげようではないかと、「平穏死」という提言をして、終末期の医療と介護のあり方について一石を投じ続けてきました。意図しない展開になっていく自分の命。ほかの誰かに人生の終焉《しゅうえん》をゆだねることになってもいいのですか。あなたは口から食べられなくなったらどうしますか――と。

せっかく生をうけた命。人は自然のままに老いるがままに天寿を全うして、この世を去るときには、家族や親しい人に感謝の「ありがとう」を言い、満足のなかで逝きたいもの。誰もがそんな穏やかな死を迎えられたら、周囲の人々も含めてどんなに幸せか……。特別養護老人ホーム（特養）でお年寄りを看守ってきた私の芯のところには、この思いが強くあります。

入所者の方が安らかに旅立たれるのを、ホームの職員全員でお別れを惜しみつつお送りしてきました。そうした体験から得た心からの実感でもあります。

自分の**人生が、いつ、どんな形で幕を下ろすのかは誰にもわかりません**が、しかし誰のもとにも死はかならず訪れます。それが生き物としての宿命です。高齢化社会も待ったなしの今、私たちは「そのとき」のことを真剣に考えなければなりません。

そのためには、死を正面から見つめることが必要です。

日本人は死を遠ざけ、できるだけ死の現実から目を逸らそうとしてきたところがあります。「死のことを口にするなんて縁起でもない」と、死を日常生活から切り離し、封印してきました。しかし、生きることと死ぬことは、切り離されたものではありません。地続きでつながっているもの、常に隣り合わせにあるもの。どのような死を迎えるかは、どのように生きていくかと同じことなのです。

命に限りがあることを間近に意識するようになると、いろいろなことについて、とても深く真剣に考えるようになります。

余命二年半と告げられた方が、「限られた時間をどう有意義に過ごすかを真剣に考え、自分の人生を満足するものにどう仕上げるか、そのことにのみ神経が集中していきました」と綴っています（『あの世へ逝く力』小林玖仁男／幻冬舎）。

病気がなくて健康で日々を過ごしているだけでは、こんなに深く考えられるようにはならない。そのくらい考え抜くようになる。人はみな、**死を覚悟することで本当にものが見えるようになる**のだと思います。そして、「今日一日の大切さ」や、「今こうして生きていることの喜び」を実感するようになるのです。

人は、「死」をきちんと自覚し、自分自身の人生に覚悟が定まったときに、そこから本当に「後悔のない生」を生き始めるのかもしれません。

世阿弥が遺した「入舞《いりまい》」という言葉があります。

「入舞」とは「舞台の退き際にもう一度舞う」ことを指し、転じて「晩年に一花咲かせる」ひいては「経験を積んでもそれに安住しないで、最後にさらにもう一つ創造的な仕事をする」といったような深い意味も世阿弥はその言葉に込めました。

人生でも、全力で生きてきた最後に、この「入舞」の如く生を燃え上がらせて逝けたら、どんなに素敵だろうと思います。

限りある時間のなかで**自分らしい「入舞」を舞い納められたら、悔いなく人生の幕を下ろせる**のではないでしょうか。

自分は死んでいく身だということを受け入れた上で、人生の最後にどんな生の煌《きら》めきを味わいたいのか。どのような「入舞」を舞うかは人それぞれです。やりたいことをやる、行きたいところに行く、会いたい人に会う……。どんなことでもいいのです。

医者として過ごした私の五十年を振り返っても、重篤な病態をかかえていながら、残された時間を精いっぱい生ききろうとする見事な姿勢を見せた患者さんたちがいて、「これぞ入舞」と感服させられたことが幾度もありました。

そのなかのある女性は、「死ぬことは、生きることの一部だから」と言って、**命の火が消えるその日まで、自分の使命を果たす**べく一生懸命力を尽くしました。

大切なのは、最後まで人生に課題を持つこと。目的を持って生きることです。

死にひるまない力も、きっとそこから湧き上がってくるはずです。

それぞれの人にたった一回与えられている貴重な人生。それを自らの責任で悔いなく全うし、いかに納得のいく幸せな死を迎えるか――。

本書が、そんなことを問いかける一助となれば幸いです。

そして、お読みいただいたあと、「平穏死」のことを今一度胸に刻んで、自分の生き方を見つめ直してくださり、「入舞」を深く心に誓ってくださる方がたくさんいらっしゃったら、うれしい限りです。

石飛幸三

平穏死という生きかた

目次

第2章　死と正面から向かい合う

第3章 凛として、老いを生きる

第4章 悔いなく逝くための「入舞」を準備する

装丁　石川直美（カメガイ デザイン オフィス）
装画　©izumikobayashi-Fotolia.com
DTP　美創
編集協力　西端洋子

第1章
「平穏死」を阻む現代医療の現実

八割の人が「平穏死」できない時代

進歩し続ける医療技術を駆使して、日本の病院はどんどん発展しています。

病気を治してもらって元気に長生きできるようになったのは喜ばしいことですが、一方で高度な現代医療は、食事がうまくとれない高齢者に次々と機械的に胃ろうを造設。かくして病院では、身動きできないままになった半ば〝生ける屍〟状態の老人たちがベッドに増える一方という事態が起きています。もはや高齢者は自然な形で最期を迎えられなくなっているのです。

八割の人が**自宅で死にたいと願いながらも病院で亡くなっている**のが実情です。医療技術の進歩と、人間の「老いの現実」とが、うまくかみ合わなくなってしまった、と言えるでしょう。

その措置が本人のためになるのか、人生の終末期に、そのような〝治療〟が必要なのか、一番よくわかるのは医師のはずです。どうしてこのようなことになってしまったのでしょうか。

これには考えられる理由があります。

延命治療法は進歩しました。しかし**世の中のルールを決めている法律は、延命治療がなかった時代のまま**です。命を延ばす方法があるのであれば、それをしないと「不作為の殺人」になる。一つには医師はそれに影響されていました。

実際、過去にさまざまな裁判において、「医療側は人間の命を考えなかった」として、生命倫理を叫ぶ人たちから糾弾されてきました。また、多くの医療裁判で、検察による刑事事件として取り上げられるに及んで、老衰の末期であっても延命治療を施さなければ、医療がするべきことをしていないとして断罪されるという異様な状況が生まれました。そして、医療側はいつしか「患者にとって最善の方法を考える」というモチベーションを喪失しました。

医師たちは、非難されたり批判されたりするのを避け、不作為の殺人に問われないために、何らかの処置をしておかなくてはと考え、結果として用いた方法が――胃ろうでした。

そこに何の問題意識も持っていないはずはないのですが、医師は表立ってこのことについて発言しようとしなくなりました。内心は忸怩《じくじ》たる思いがあるものの、延命措置さえしておけば、とりあえず文句は言われない。責任を問われないために胃ろうを設け、やることはやったという態度を取るようになったのです。まさに医療の崩壊です。

その逃げの姿勢が、**管をつながれたまま自分の現状すら認識できていない高齢者**を生み、その家族を悲嘆にくれさせています。結局みんなが不幸になります。

最近では現場の医師も悩み始めていますが、今こそこの迷い道から抜け出さなくてはなりません。


自然の死期がすぐそこまで近づいてきている高齢者に、延命一筋に胃ろうを勧めるだけでよいのか。私は、この問題を、二〇一〇年二月に出した『「平穏死」のすすめ』(講談社)で取り上げて以来、今日まで世の中に訴え続けています。

多くの講演会やマスコミ取材などの影響もあり、最近やっとこの問題に声を上げる人々が出てきてくれるようになりました。医療や介護の現場から反応を示してくれるのは、ほとんどが、介護職、看護師、ケアマネージャーたちではありますが、医師からの反応も鈍いながらもしだいに増えて参りました。

医療は、人間を単なる生物学的な生命体としてとらえる科学ではありません。人の一生に深く関与する科学です。

からだの変化の実態をいちばん知っているのは医師です。延命治療が**からだにどう影響するかを知っているのも医師**なのです。医師が責任を持って「患者のための判断」をしなかったら、いったい誰が判断できるというのでしょう。

医師にはこの問題を真剣に考える責任があります。

老衰末期に医療がどこまで介入すべきか。人の尊厳はどう守られるべきか。

もはや高齢化社会は待ったなしです。医師だけでなく、この問題を今こそしっかり国民レベルで考えなければならないときに来ています。

人生の最終章、
人間らしい最期を迎えたい。

延命は、その人の
「よき時間」を取り戻せてこそ。

肺炎を治す医師、胃ろうをつくる医師

病院では、医師の仕事がどんどん細分化され、分業体制になっていっています。

その端的な例が胃ろうです。誤嚥性肺炎を起こした高齢の患者は、まず呼吸器内科に運ばれますが、呼吸器内科での担当医は、肺炎を治すだけのその場限りの主治医です。

そして、次に回された消化器外科では、胃ろう造設の医療技術者が淡々と〝取り付け〟作業を行うのみです。とにかく無事に水分や栄養を補給できるようにしたので、**病院としては役目を果たしたことになる**のです。

こうした実情に、さすがに最近では、これでよいのか、その患者さんの人生がその後どうなるか、どういう生活をしていくのかを考える現場の医師も出てきています。医師も医療の意味を考えなければならなくなってきたのです。

ある日、私の本を読んだという呼吸器内科の医師の方から「ぜひお目にかかって先生とお話をしたいのです」という電話がありました。強い意志を感じさせるしっかりした声でした。「ええ、喜んで」と私は答え、三日後に彼は世田谷区立特別養護老人ホーム芦花ホームに来ました。体格のよい溌剌とした青年医師でした。

「私がここに来ました理由は……」と彼は切り出しました。

「今、私がいる**病院の呼吸器内科の入院患者は九割以上が高齢者の誤嚥性肺炎**です。私は肺炎が治るまでの十日か二週間だけの主治医です。なぜ今この人がここに来て肺炎の治療を受けているのか、この先どのように扱われるのかを知りません。患者さんは肺炎が治ったあと、決まって消化器外科へ送られます。

私は医者になって六年目、まだ駆け出しです。『よけいなことを考えず、全力で肺炎を治すことに専念しろ』と言われればそのとおりかもしれません。しかしそれでよいのでしょうか。これが一生懸命勉強して、なりたいと思ってなった医者なのでしょうか。このごろ、強い疑念を感じずにはいられないのです」

専門医としてその場限りの対応だけに追われ、ほとんど機械的に患者を消化器外科へと送り出す。そのことに葛藤を感じている医者もこのようにいたのだと、私はじんと来てしまいました。

また現場も少しずつ動いてはいます。

先日NHK総合テレビ「特報首都圏」で救急外来に運ばれてきた誤嚥性肺炎の八十四歳の男性が、気管内挿管されて人工呼吸器まで付けられましたが、本人の事前指示により医師と家族が相談の上、気管内チューブを抜いて本人が最期を迎える一部始終が放映されました。

人工呼吸器を外したために医師が殺人罪に問われた川崎協同病院事件から十八年、まさに**隔世の潮目は大きく変わっているのはたしか**です。

事実、救急外来の模様を放映された病院では、今や老衰の終末期に対する医療への議論が始まったそうです。

自分にふりかからないと、
相手の痛みはわからない。

どうせ他人事、と思ってはいないか。
そうした問いかけが、
社会を変える一歩になる。

胃ろう後、別人のように生気がなくなった

私が芦花ホームに着任して間もないころ、こんなつらい出来事が起きました。トシオさん、八十三歳男性。食べることが大好きな、とても元気な方でした。

パーキンソン病を発症してすでに七年、**嚥下機能が低下してすぐむせ込んでしまう**ので、しばしば吸引しなければなりません。認知症も出ていました。パーキンソン病というのはとくに嚥下反射が冒されますが、その割には意識は比較的保たれていました。トシオさんは食べたがります。そして食べてはむせてしまうのです。ついに誤嚥性肺炎という事態になりました。病院に入院し、肺炎を治して帰ってきてまた食べ始めましたが、むせることが多く、食べる量が減って、体力は急速に衰えていきました。

我々はご家族とお会いして、いずれまた誤嚥性肺炎で入院になると思われること、その際には胃ろうを付けるかどうかの判断が迫られるから、今から考えておく必要がある

ことなど、予想される状況についての話し合いの機会を再三持ちました。

介護士が一番心配したことは、胃ろうを付けても本人はその意味が理解できないので、自分で胃ろうのチューブを引き抜く危険があり、それを防ぐために拘束することもある、なまじ意識が保たれているだけに気の毒だ、ということ。現在はまがりなりにも自分で食べているので、今の状態のままで様子を見るほうがよいのではないか、と介護士は言いました。

私もたしかに介護士の意見はもっともだと思いました。しかしこのままでは体力が衰える一方です。意識はあって食べたい気持ちはあるだけに、胃ろうを付けて**体力を回復すれば、嚥下機能も回復する可能性が残されている**のではないか、やってみなければわからないのではないか、そんな気持ちもありました。

そんなある日、お昼にご家族の見ている前で最悪の事態が起きました。トシオさんには嚥下しやすい「ソフト食」を出していました。「ミキサー食」のように形がわからないほどの状態ではなくて、やわらかいけれど食べ物の形がしっかりあって、見た目もおいしそうに見える嚥下食です。それを二口食べたところでトシオさんは食べ物を喉に詰まらせ、顔が真っ青になったかと思うと、呼吸が止まってしまいました。

そばにいた看護師が吸引して一命は取り留めましたが、当初「このままホームで看取りをしてほしい」という意向を示しておられたご家族の考えが変化し、「またこのようなことが起きないようにする方法があるならしてほしい」と希望されて入院。しばらくしてトシオさんは胃ろうを付けてホームに帰ってきました。

しかし、もう大きな声を出す元気もなく、ぼーっとしてただ横たわっているだけ。我々にはあの元気だったトシオさんはどこへ行ったのだろう、という思いでした。

そして一週間もしないうちにまた高熱を発し、誤嚥性肺炎とわかって再度入院しました。結局、胃ろうから中心静脈栄養法（首の付け根あたりから心臓の横の大きな静脈にカテーテルを進めて高濃度の栄養剤を入れる方法）に切り替えられ、その後、介護療養型医療施設へ移られたとのことでした。

胃ろうや中心静脈栄養法まで動員して**延命をしたことは、はたして本人が望んでいたことだったのか**どうか。食べる楽しみを奪われたトシオさんの胸中はどうだったのでしょう。その後の状況を見ていたご家族は、今、どんな思いを抱いているのでしょうか。

――施設側の人間として、自分たちの役割に限界を感じた苦い思い出です。

私が胃ろうについて否定的な意見を言うと、「いや、そんなことはない、胃ろうの造設で元気になって、また口から食べられるようになる場合がある」と反論する方がいます。

たしかにそのような場合はあるでしょう。しかしそれは、老衰期の人ではなく、まだ自力でものを食べ、自力で生きる活力が体内に残っている方の場合です。私はそれをやめろと言っているわけではありません。

胃ろうを付けて体力を回復し、その後リハビリに励んでまた先の人生が開けるのであれば、胃ろうは極めて有効な栄養補給法です。脳梗塞の回復期には、このようなことが期待できます。しかし私が思うのは、もはや**人生の終焉期にあり、再起が望めない状態とわかっている高齢者**を対象に、ただ「死なせてはいけない」「方法があるのなら処置しなければならない」と考えることはいかがなものか、ということなのです。

延命至上主義は、自然死というあり方を知らない医療従事者の一方的な押し付けであり、独りよがりなヒロイズムです。そういったことが、高齢者を取り囲む医療・介護の現場である諸施設で、組織的に行われていることを問題にしているのです。

ただ命を延ばすことが救うことになるわけではない。

食べる喜び、生きる力……。
胃ろうは、すべてを奪う。

本当に食べられないのか、本当に胃ろうが必要なのか

人生をゆっくりと静かに閉じようとしているとき、苦しみを与えるだけの胃ろうなど不要――。トシオさんのつらい体験のあと、芦花ホームで「平穏死」の看取りを目指すきっかけになったご夫婦がいます。松永さんと、認知症になった八歳年上の奥さんのタツエさん。松永さんは献身的に長いことタツエさんを自宅で介護され、待機の末、ようやく芦花ホームに入所することができたのでした。

入所して六年後、タツエさんは誤嚥性肺炎で病院に入院しました。

病院の医師は、御多分に洩れずここでも「胃ろうを付けるしかない」と言いました。

すると松永さんはすかさずこう言ったのです。「自分のことも**誰のこともわからなくなった女房に、胃ろうを付けて生かし続けるなんて、かわいそう**でできない。大切な女房に胃ろうは付けません」。医師が「餓死させることになりますよ。保護責任が問われま

すよ」と迫るのを頑として聞かず、胃ろうを付けることを断ったのでした。

きっぱりと医師に宣言した松永さんの心意気に打たれた私は、「責任はこちらで取ります」と病院に言って、タツエさんの退院許可を取りつけました。

松永さんは、自分で連れて帰りたいと言った以上、ホームの職員の手をわずらわせ、万一のときに責任を背負わせるわけにはいかない、食事介助はすべて自分でする、と心に決めていました。

ホームに戻ってきたその日の昼下がりのこと。松永さんは奥さんを椅子に座らせました。松永さんは両手でタツエさんの頰を優しく撫で、ときどきぱちぱちと叩いて目を覚まさせます。それから自分の人指し指をタツエさんの口のなかに入れて、口腔マッサージをしました。唇の周りの筋肉、頰の筋肉、舌の筋肉を優しく刺激します。このマッサージには**唾液の分泌を促進し、咀嚼《そしやく》、嚥下の動きをスムーズにする効果**があります。松永さんはじつに慣れた手付きでした。しばらくするとタツエさんは、松永さんの指をちゅっちゅっと吸い出したのです。松永さんは用意していたお茶ゼリーをスプーンですくって、タツエさんの口に入れました。タツエさんはそれをごくんと飲み込みました。たしかに喉が上下に動きました。ゼリーが喉を通って食道まで入っていった証拠です。タツエさんはむせることなく平気な顔をしています。口からゼリーを食べることができたのです。このとき、固唾をのんで見守っていた職員から一斉に拍手が湧き起こりました。

松永さんはそれから食事のたびに自分で奥さんの食事介助をしました。

「朝、無理に起こさない。目を覚まして、食べたがったら食べさせる。欲しがらなかったら無理には食べさせない。お腹が空いたら食べる。もし**食べたくない日が続いて、それで最期を迎えるのであれば、それが寿命**だ」——そんな覚悟を決めていたそうです。

その真剣な介助の姿を見ているうちに、職員も、松永さんに休む時間をあげたい、ときには気分転換に趣味の映画を観に行かせてあげたい、と言って手伝い始めました。そして、本人の意思を尊重して食べさせるコツを実習していったのです。

それまで私がいくら「食事介助の際は、無理して量を食べさせるな。『あと一口』が誤嚥になるから」と言っても、「『無理するな』と言うのは簡単です。先生は自分では食べさせもしないで」と、私の言うことには納得していなかった介護士たちが、松永さんの手伝いを通して、けっして無理をさせない食事介助の仕方を自発的に学んだのでした。

それから一年半、タツエさんは旦那さんと介護士、看護師の介助によって自分の口で食べて生きることができました。その間食べていたのは、一日平均ゼリー食二パック（約六百キロカロリー）だけでした。

そのタツエさんもとうとう食べなくなりました。眠る時間が多くなり、眠って、眠って約十日後の朝早く、永遠の眠りにつきました。病院の医師に強く勧められても胃ろうにはうなずかず、最後まで自分の思いを通した松永さんの姿は、とても爽やかでした。

「食べたがったら食べさせる、それでいいんですよ。空腹は最高のスパイスです」。松永さんはそう言っていました。

「そうだ、生きる力があればお腹が空く。お腹が空けば食べる。それが本当に本人を尊重することなのだ」。職員も私も、松永さんからこんな当たり前のことをあらためて教わりました。ここから、**ホームでの食事介助のあり方が大きく変わっていった**のです。

医師であれば一度は読む『ハリソン内科学』には、「死を迎える人は、命を終えようとしているのだから食べないのだ。食べないから死ぬのではない。このことを理解することで、家族や介護する人は悩みを和らげられる」とあります。

そもそも老衰末期にはもう食べ物を受け付けなくなっています。我々だって食べたくないときがあります。食べすぎたときよりも腹が減っているときのほうがからだの調子がよいことがあります。人生の終点間際、もう食べたくないのに、食べられないからと胃ろうを付けられて、決まった時間に決まった量の栄養と水分を胃に注入されるのです。

この先にまた人生が開けるのであれば、まだ我慢もしましょう。しかしもう九十年近くも生きてきて、認知症になって、自分自身が誰だかわからなくなっているのに、何のために胃ろうを付けて延命させられるのか。食べさせないと餓死して死ぬのではない。もう**まもなく死ぬから食べない**のです。もう締めくくり。「食べる必要がない」のです。

認知症で言葉や意思として「食べたくない」と伝えられなくても、からだが食べたくないと反応しています。なのに「食べさせなければ死んでしまう」という一方的な思い込みのもと、なんとか食べさせようとするあまり誤嚥を生じさせ肺炎を発症させていたのです。

私は、誤嚥性肺炎はこの思い違いから始まっているのだと気づきました。

食べないから死ぬのではなく、
死ぬのだから食べないのだ。

胃ろうを選ばなくても、
自然の摂理に沿った
〝締めくくり〟の道がある。

「君は責任を取れるのか」

ある講演会に続いて行われた参加者との討論で一人の訪問看護師が訴えました。その看護師は、担当するお年寄りに、いよいよとなったら**胃ろうは付けないで自然な最期を迎えさせてあげよう**と、あらかじめご家族と話し合っていたそうです。

しかし誤嚥性肺炎が起きて運ばれた先の病院で、医師から「もう胃ろうを付けるしかない、そうしないと餓死させることになる」と言われて、家族も看護師も医師の方針に従わざるを得なくなり、結局胃ろうを付けてしまったといいます。

「思い出すと情けない、悔しい」と言って、その場で泣き出してしまいました。

すると会場のあちこちから、隣同士で話し合う声が広がりました。共感を示すざわめきの波紋です。そのような悔しい思いや体験は、けっして特殊なものではなく、現実として多くの人たちの間で一般化しつつあることを強烈に感じました。

別の訪問看護師がこんな経験談を披露しました。

老老介護のご夫婦のご主人が誤嚥性肺炎になりました。かかりつけ医は点滴の指示を出し、「経口摂取は危険だからやめておくように」と口頭で指示しました。

二、三日すると幸いご主人の症状は快方に向かい、「うどんを食べたい」と言い出しました。看護師と奥さんは、やわらかく煮たうどんを食べさせてあげたいと思いました。ちょうどそこへ医師が来たので、看護師は医師に聞きました。

「うどんを少し食べさせてもよろしいでしょうか」と。

すると医師は、「禁食の指示を出しているだろう、だめだと言ったらだめだ。食べさせて誤嚥したらどうするんだ。君は責任を取れるのか」と看護師に居丈高に言いました。

そして、医師は今度はしっかりと指示書に「禁食」と書いていきました。

その様子を見ていた奥さんは医師の指示に従い、**結局ご本人は病院で胃ろうを付けられて帰宅**しました。訪問看護師は、胃ろうの管理しかできなくなりました。

この医師の、「君は責任を取れるのか」のひとことが、大多数の医師の姿勢を象徴していると言えるでしょう。

その裏には常に、「そんなことをしてどうする。何かあったときに責任を取らなければならなくなるのは君なんかではなく、この私なんだ。私に火の粉がふりかかってくるようなことはしないでくれ。君たちは私の指示に従って言われたとおりにやっていればいいんだよ」というような、傲慢とも思える医師の本音がひそんでいると思われます。

患者さんにとってどうしてあげるのがいいか、ではなく、**自分が責任を問われないようにするために、自分の保身のために、処置をしている**のです。

しかし、看護師も介護士も家族も、医師の言葉には逆らえません。苦しいときに的確な指示と治療を施してくれる医師は、本当にありがたい存在です。けれども、とても患者のことを考えているとは思えない、横暴としか言いようがない指示でも、相手が医師であるがゆえに、みんな逆らえないのも事実です。

治療行為をする際、看護師は医師の指示に従って医療行為の補助をしなければなりません。これは「保助看法」（保健師助産師看護師法）に定められています。

しかし行為自体の意義が問われている場合は、医師、看護師、介護士、ケアマネージャー、誰でも意見を言えるはずです。行われようとする医療内容ではなく、その行為自体の適応性、その人の人生との関係について討議する場合は、職種による上下関係が存在するはずはありません。

どんな形であれ、命は延ばさなければならないという「延命至上主義」が、医療の現場にははびこっています。誰のための、何のための延命措置なのでしょうか。

こうして見ると大変な矛盾に気づきます。最期の医療のあり方について、医師が本当に責任を背負っているのであれば、医師こそ適切な判断をすべきではないでしょうか。人生途上のまだ先のある病気と自然の摂理である老衰を一緒にしてただ延命治療を押し付けることが責任を取ることになるのでしょうか。医療は人のためになってこそ医療です。人生最終章における**医療の判断をすることこそ、その大切な役割**ではないでしょうか。

この国は今迄どうしてこんな迷い道に入り込んでいたのか、答えは明らかです。端的に言うと我々は医療の意味を考えていなかったのです。医療が我々を生かしてくれているような錯覚に陥っていたのです。医師の教育も不十分でした。命を救うことを偏重し、救えない場合の倫理教育がなされていなかったのです。

その人の人生は
その人のもの。

残り少ない人生をどう送るか、
考えてあげる役目も医師にはあるはず。

家族のジレンマ

認知症の進んだ患者さんは、熱が出て肺炎を起こしかけていても、自分ではそのことがよくわかっていません。多くの場合、急に病院に運び込まれて精神的に追いつめられた状態になります。突然知らないところへ連れてこられたかと思ったら、いろいろな機械にかけられたり、腕に針を刺されたりするのです。悪い人に**拉致されて拷問にかけられているようなもの**で、強い恐怖心が湧きます。

だから、暴れます。すると、拘束される。なぜか腕に針を刺されてわけのわからない薬剤が注入されていて、嫌がって取ろうとするとベッドに縛りつけられる。誰だってパニックになるでしょう。おそらく恐怖のどん底に突き落とされた気分だと思います。

肺炎が治っても、食べる力が残っていたとしても、こんな状態ではとても食べられません。しかも意思の疎通もうまくいかない状態に陥ります。

本人の意思が確認できないので家族に聞くしかなくなります。いざその選択を余儀なくされた時、家族はどういう思いをするのか。

胃ろうを付けても、付けなくても、そこにはまた葛藤があります。

胃ろうを付けた場合、多くの患者は、自分で容易に体位も変えられない状態になります。しかし消化管は動きます。しゃべることができる人もいます。が、病院で恐怖体験をし、絶望的な気持ちになるからでしょうか、**生きることをあきらめてしまったかのように、ものも言わず反応が弱くなる**方が多いのです。家族の呼びかけに対してもほとんど反応を示さなくなります。家族はその状態に向き合わなくてはなりません。「生きるための方法と聞いていた、こんなふうになってしまうとは思わなかった」とか「こんな状態になってしまうのなら、胃ろうを付けることに同意はしなかったのに……」という気持ちになります。

反応がない上に、とろとろと始終眠っているような時間も増えます。最初は「目を覚まして元気を回復するのではないか」と期待しますが、しだいに「もうこのままなのではないか」という気持ちになっていきます。つい、足が遠のきます。そして、胃ろうを付けてしまったのは自分たちのエゴではなかったかと自責の念に駆られる。トラブルがいろいろ起きることを避けたいという気持ちから、長い介護の苦しみから自分たちが解放されたいという気持ちから、胃ろうを選択してしまったのではないかと考える。もっと違う最期の迎え方があったのではないか、という気持ちが湧いてきます。

では、胃ろうを付けない選択をした場合はどうなのか。

誤嚥性肺炎を起こすたびに、あるいはむせて喉にものを詰まらせたような状態になったときに、**胃ろうをしていたらこうならなかったのではないか**と不安になります。先ほど紹介した、芦花ホームにいたトシオさんの例のように、やはり胃ろうをすべきだと考えるようになります。万一、それが原因で亡くなってしまった場合は、後悔の念が湧きます。

病院の先生がよかれと思ってあれほど強く勧めてくれたのに、それを聞き入れなかったばかりにこうなったのだと自分たちを責める。栄養を補給して生かしてくれる方法があったのに、「本人はそういうことを望んでいない人だった」と言って、突っぱねてしまってよかったのか。自分たちが死期を早めてしまったのではないか、と思ってしまうのです。

どういう判断をすればいいのか……正解はないのかもしれません。

本当は、本人以外の誰にも決めることはできないのです。

ではどうするか。本人の最期にかかわる人たちが、**本人の考えを推察して決めてあげるしかない**のです。個々の医師、看護師、介護士、家族、関係者すべての人の良心に基づいて判断されるべきことなのでしょう。

胃ろうを付けている人の姿を見せて、「あなた自身がもしこういう立場になったら、どうしてほしいですか？」と聞くと、ほぼ間違いなく「自分はこんな姿は望まない」という答えが返ってきます。

「自分が望まないことは他人にはしない」

これは倫理の基本中の基本です。

これからますます高齢化社会になっていきます。人生をどう生きるか、誰にも訪れる老化にどう向き合うか、医療人として、人間としてそれをどう扱うか、根本的な判断が求められていきます。すぐに病院に送り込んでしまおうとする施設や家族の側にも問題がないわけではありません。制度の問題もあります。けれど本当のところは、国民みんなで考えなければならない問題だと思います。

ただ、一つ言えるのは、本人のために周囲の関係者が迷って迷って議論して決めたことなら、すべてが終わって振り返って考えたとき、議論したことが誠意として残るのです。見送った人々のその後の生き方に反映するのです。

自分が望まないことは
他人にもしないこと。

極めてシンプルな倫理の基本が、
高齢化社会を上手に生きていく
ヒントになる。

胃ろう大国日本の不可思議

カナダで生活している日本人女性の歯科医師から届いた手紙があります。過日、芦花ホームで行われている口腔ケアを視察に来られた方です。

「日本では自分が行きたい時に病院に行って専門医の先生が診てくれて、救急車もタダ。夜だってかかりつけの先生が来てくれるし、治療費も安いし、ものすごく恵まれているように感じるけど、これらにはみんなお金が掛かるんだという当たり前のことや、**医療をする人はボランティアではないんだという事実がなおざりにされている**と思います。

それは家族だって長く生きてほしいと思うだろうけど、でももう回復する見込みがほとんどない時に、チューブを付けたり人工呼吸器を簡単に付けて生きるという選択肢が与えられるというのは間違っていると思います。

日本では自分が望むように死を迎えるのが難しいという話をしたら、夫（カナダ人）

が『日本人は自殺する人が多いのにね』と言い、ああ、確かにそうだなと思いました。

北米では自殺者は少ないし、生きていけるのに自分の命を絶つことは社会的に許されていません。でも、老衰で死んでいくし救命はしても延命はしないという考えです。(中略)日本では死が美しいことのように扱われたり、簡単に死を選ぶ人が多い中で、本当に命が尽きる時にはその命に執着する。(中略)結局は日本人が自立していないからではないでしょうか。本人たちが決定権を持っているというシステムを作り上げないといけないという風潮に変わっていくことを私は望んでいます」

彼女は胃ろうを付けた寝たきりの認知症末期の方を見て、「カナダでは胃ろうを付けるのは先に回復の可能性がある急性期の患者だけです」と言いました。

自分のことは自分で決める、自立した生き方が常識の欧米では、高齢になり、**老衰の果て、口から食べられなくなっても胃ろうを付けないのは当たり前**の感覚になっています。その上、アルツハイマー病の患者に胃ろうを付けても、益よりも不利益のほうが多いとする研究結果が大勢を占めています。そんな環境のなかに身を置いている人から見ると、現在の日本の〝胃ろう大国〟の様子が異常に思えたのでしょう。

胃ろうを付けることは
当たり前ではないと知る。

救命はしても延命はしない、
という考え方が海外にはある。

法は患者のためのものではないのか

多くの医者が、患者がもう老いの終末期であっても、医療行為をしないと保護責任者遺棄致死罪あるいは不作為による殺人罪に問われるのではないかという懸念から、延命の方法があればそれを行っています。医者がみなこの刑法を知ってそれに怯えているわけではないかもしれませんが、多くは患者が**人生のどういう状況にいるかは考えないでただ病態を見てそれを治すことだけを考える**のです。

医者が家族に胃ろうを勧めるときにも二言目に出てくるのが「助ける方法があるのにそれを行わないことは、保護責任者遺棄致死罪に問われる」というものです。

口から食べられなくなっても、経管栄養（消化管に通したチューブによる栄養補給法）をすれば延命できる。胃ろうという方法がある。点滴などのように血管に直接水分や栄養を入れることに比べて、消化管に入れるのはより自然な投与法だ。こんな方法があるのにそれをしないことは見殺しにすると考えるのです。家族は、「見殺しにするのか」「餓死させることになる」などと言われると、医者に従わざるを得ません。

医者だけではなく、実際そう思っている弁護士もいます。

たしかに世の中には何をしでかすかわからない輩がいます。規制しておかないと箍《たが》が外れてしまいます。法をつかさどる立場として、それを許すと大変なことになると考えるのもわかります。司法の立場からすると、そう判断するのが正しいのかもしれません。

しかし、そもそも餓死とは、食べたいのに食べるものがないときのことをいいます。老衰の末期では、**体が食べ物を受け付けなくなっている**のです。にもかかわらず、有無を言わせず栄養や水分を流し込むのです。

拷問でも犯罪でも、一等残酷なのは一思いに殺すのではなく、生殺しにするやり方です。半強制的胃ろうは、見方によればそれに匹敵するようなむごさです。

自然界の万物に、永久的に生き続けるものはありません。生きとし生けるもの、すべてが寿命を持ち、いつか生を終えて朽ち果てていくのです。我々人間も、その自然の一部です。

つまり、老衰での死期が来て死を迎えることは自然の摂理に従うことです。自然死のほうが楽に最期を迎えられるのに、本人を苦しめてまで延命措置を講じなければならないような法とは、いったい何のため、誰のためにあるのでしょうか。

人が法律に縛られて本来あるべきでないことをしていたら、それは社会に合っていない法なのです。旧態依然とした法に従うのではなく、人が主体になって、今の**社会にふさわしい法に変えていかなくてはいけない**のではないでしょうか。

我々はもっと実態を見つめて素直に正直に自分の意見を言うべきです。自分たちのために、自分たちが生きられる社会を取り戻さなければならないと思います。


「幽霊の正体見たり枯れ尾花」という言葉があります。恐怖心や疑いの気持ちがあると、何でもないものまで恐ろしいものに見える。また、恐ろしいと思っていたものも、その正体を知れば怖くなくなるということの喩えです。

「胃ろうを付けないと保護責任者遺棄致死罪あるいは不作為の殺人罪に問われはしない

か」という恐れは、まさにこの「枯れ尾花」なのではないでしょうか。

日本では、胸がふさがるようなむなしい延命措置が〝強要〟されているのです。自然な、平穏な、老衰での最期を迎えるにあたって、もう先のない老境において、医者や家族が延命治療を「しない」と選択しても、不作為の殺人的行為として責められないようにならなければ、状況は改善されないのではないでしょうか。実際に二〇〇〇年に日本老年医学会は胃ろうをしないという選択肢もあり得る、胃ろうを付けてもそれを中止する選択肢もあるという意見を表明しました。救急医学会も厚生省もこれに追従しました。今迄**日本で胃ろうを付けなかったとして訴えられた人は誰もいない**のです。

むしろこれを機会に、人間の尊厳とは何か、この問題を我々は正面からとらえて大いに議論し、コンセンサスを確立すべきときに来ている、と私は思うのです。

命の尊厳以上に大事なものなど
あるのだろうか。

怯えを超える勇気と、
批判を封じる覚悟を持ちたい。

安易に胃ろうを付けるもう一つの理由

老衰の果て、認知症の果てに、自分の口で水分・栄養を取り入れることが難しくなり、誤嚥性肺炎を起こして病院に入院した高齢者は、肺炎がおさまったら、次に慢性期の病態の方を受け持つ療養型病院に移らなければなりません。なぜなら一般的な病院は急性期の医療をするところだからです。

さて、少しお金の話をしますと、療養型病院で支払われる医療保険は、急性期病院のように出来高払いではなくて、包括払いといって、一つの病態解決に対して一定額が一括して支払われるシステムなので、中心静脈栄養法をしないで済めばそのほうが経営的に有利になります。

言い換えると、包括払いの場合、患者の状態に応じて医療点数が決まっているので、**医療行為が少ないほうが病院は儲かる**のです。中心静脈栄養法の処置、敗血症等の対処など、費用がかさむ処置を行えば行うほど損をします。

しかし、胃ろうの経管栄養剤は材料費として請求できるのです。しかも敗血症のような危険も少ないので、肺炎が治ったら胃ろうを付けて次の療養型病床や施設に移ってもらおう、ということに、どうしてもなるわけです。

まして介護施設に帰る場合、中心静脈栄養法は感染の恐れからそれを続けることはできませんから、胃ろうということになってしまうのです。

これが、もう食べられなくなったときに、胃ろうが行われる隠れた理由です。

しかし二〇一四年、厚労省は胃ろう増設の保険料を従来の六割に減らしました。その上、胃ろうを付けるためには嚥下機能の検査を義務づけました。すると今度は胃ろうが減って中心静脈栄養法や経鼻胃管が増えました。まさに**問題の本質がわかっていない**のです。

日本には一九七〇年代はじめから一九八〇年代はじめにかけて、老人医療が無料だった時代があります。その後、幾度かにわたって老人医療の自己負担の見直しが行われてきましたが、欧米に比べれば、老人医療費はいまだ湯水のように使われていると言ってもいいでしょう。

片やイギリスでは、日本が老人医療の無料化へと動いていたのと同時代に、ときのサッチャー首相が医療費削減政策のもと、腎不全の老人の血液透析を完全に自己負担にしました。サッチャー首相が〝鉄の女〟と呼ばれる所以です。

それが福祉のあり方としていいか悪いかはともかく、完全自己負担となると、本人が望まないのにやるというようなことはまず起こりえないわけです。

アメリカは従来、国が国民保険制度を採用していませんから、**金銭的余裕があってやりたい人だけがやる、それ以外の人は無理、という方針**を取ってきました。

日本の場合は国民皆保険です。たとえば、胃ろうをつくる手術は、診療点数で言うと一万点です。一点単価は十円ですから、十万円。今、高齢者は一割負担ですから一万円で済みます。これがかつてのイギリスのように「高齢者が人工透析までして生き延びたかったら自己負担で」と割り切って全額自己負担にしたら、おそらく胃ろうを付ける人は激減するでしょう。事実、二年前に胃ろうの点数が六割になったら、その数が半減しました。

胃ろうを付けた人に対して一年間にかかる医療費と介護費の合計は、約五百万円だと言われています。現在、胃ろうを付けた寝たきりの高齢者の数は、三十万人にものぼると言われていますから、毎年一兆〜二兆円の税金が使われていることになります。

一方では、延命治療法がない時代の刑法が依然生きているために、**延命の方法があるのにそれを行わないことは不作為の殺人になるかもしれない**とする考えがあります。そこで医師は、医療の差し控えだととがめられることがないようにと胃ろうを勧める。医療行為をしておけば、医療保険からの支払いがある。自分にとっても、患者の家族にとっても、損はない話だと考える。患者の家族も、医者が言うことだし、保険で医療費が出ることだし、それで命の危険が減るのであればやってもらおうとなるわけです。

その結果、高齢者たちは人生の最期を病院で迎え、八割が胃ろうを付けられて各種施設で横たわっているのです。本人の意思というものは、いったいどこへ置き去りにされてしまったのでしょうか。

とはいえ、このことが間違っていると多くの人が気づき始めています。マグマが動き出しました。当たり前のことが当たり前に行われる時代にならなければなりません。

根本的な解決は、現実を直視することから。

人間の尊厳とお金のことは切り離せない。

口から食べることの価値は絶大

以前、本の企画で、聖路加国際病院の日野原重明先生と、日本赤十字看護大学の川島みどり先生と、私とで鼎談をしたことがありましたが、その時に看護のオーソリティーである川島先生がこんなことを言っておられました。

「どんなに少量で、摂取できるカロリーが少なくても、**口から食べることの価値がいかに大きいか**を、それこそ数十年も私は言い続けてきました」

口から食べることの意義は何かといえば、まず唾液が分泌されて、口腔内はそれだけで免疫系のバリア機能が働きますね。そうして、食べものが喉を通ることで、内臓が動き始めます。腸も動いて、排便も促されます。自律神経の副交感神経が優位になって、ナチュラルキラー細胞が活性化して免疫力も向上し、いわゆる自然治癒力も高まります。

食べられない人が、口からわずかひと口でも、ひとかけらでも食べられただけで、そこから食欲が出てくることもあります。当然、意識もしっかりしてきます。生きる意欲だって生まれます」

続けて川島さんはこうも言われました。

「本当の看護とは何か？　本当のケアは何か？　これほどまでにあっさり胃ろうがつくられる社会状況にあるのは、本当のケアがなされていないからだと思えてなりません」

私も同感です。

これは看護だけでなく、介護の世界にも言えることです。そして医療の世界についてはもっと言えることです。どこでも言えることなのです。

ケアする側は、二言目には、方法があればしなければならない、しないことは無責任だと言います。しかしこれが本当に本人のためのケアなのでしょうか。自分の思いを押し付けているだけなのではないでしょうか。

こうあらねばならない、こうあるべきだ。何かそこには**一方的な押し付けの姿勢が支配している**ように思えてなりません。本当のケアとは、本人の望むことをいかに察知して、それをかなえてあげるか。あくまでこちらは黒子であることが基本ではないでしょうか。

本来患者さん本人のためであるべき医療技術が、本人の益とはかけ離れた考えで用いられている。これが、老衰の現場で起きていることの実態です。

今我々に求められているのは本来の使命を取り戻すこと、まさに自律でありましょう。

食欲は、生きる意欲の証。
食べられる限り、命は燃える。

ケアする側は
本人の益になることで支えよう。
けっして一方的な押し付けではなく。

高齢者の尊厳を守るには

介護保険ができてから約十五年、世界一の高齢化社会を迎えるという初めての経験をしている我が国では、医療者と介護者がそれぞれの役割をいかに実態に見合うように連携して、完結していくかということが求められています。

しかし実際には、新たに介護保険制度をつくったことで高齢者の生活が医療と介護に縦割りにされ、**崇高であるべき人間の終焉を分断してしまう**ような結果になっています。そして、これに追い討ちをかけているのが、自然な最期を迎えられる高齢者に対して、延命する方法があるからしなければならないという考え方、延命至上主義なのです。

高齢者が老衰の果てに過剰な医療行為を受けて、施設から施設へとたらい回しにされなくて済む方法はないのでしょうか。医者が老衰末期における医療の限界を認識し、一例一例違う状況を踏まえて責任ある判断をして、家族やケアをする人々を支えられれば

〝胃ろう難民〟は生まれるはずはないのです。

かつて医療保険制度のもとで働き、今は特養という介護保険側にいる私は、その両方を知る医者として思います。我々はもっと老衰の実態を正確にとらえて対処しなければならない、と。病的状態を見つけたら、何でもかんでも病院に送る姿勢はおかしいのです。

どこまで医療が介入するべきかを冷静に考え、ここまで来たらもう看取ってあげるだけでよいのではないかという、**人生の最終章としての老いへの判断**をする医者が今必要です。そのような医者が介護施設でいちばん求められているのです。それが、医療保険と介護保険を協働させて高齢者の尊厳を守る要です。長年臨床医として働いてきて医療の限界を知っている者が、介護施設で医療の要否を判断する、あるいはかかりつけ医が一貫して状況を把握して、特養にも続けて関与できる仕組みにすることが重要なのです。

今、芦花ホームで看護師や介護士が安心して入所者を看取ることができているのは、常勤の医者がいて、いつでも相談に乗れて、最終責任を取れるからです。

ふだん、私はたいしたことはしていません。しかし入所者の方々の死に際に対する責任は、すべて私にある、そう考えています。

人が人を「診て」「看る」仕組みに。

誰もが〝いつかは自分の番〟と思う共通意識と、
高齢者に寄り添う心が、そこには不可欠。

第2章

死と正面から向かい合う

〝ほんもの〟の死を知る大切さ

あなたは、人が亡くなる瞬間に立ち会ったことがありますか?

昔はたいていの人が自宅で息を引き取るのが普通でしたから、人の死に際というのはどういうものか、みんな少なからず知っていました。寿命も短かったですし、家族も多かったので、死に接する機会はけっこう多かったのです。知識として学ばなくても、経験からどんなものかをつかんでいました。

けれども今は、日常生活のなかで人の死に立ち会うことが滅多にありません。初めて死別体験をするのが父母の死、それも長寿社会になったので八十代、九十代の高齢での死という状況ですから、**多くの人が死の瞬間というものをまったく知らない**まま年を重ねていきます。いざ家族の死に遭遇したときにとまどうのも仕方のないことです。

身近でないがゆえに、死というものを怖がってしまうところもあります。

死を知らない人からすると、その瞬間には不可思議なことも起こります。たとえば、呼吸が完全に止まって、息を引き取られたことを医師がご家族に告げたあとに、突然「ハアーッ」と再び大きく息を吐くようなことがあります。家族はびっくりして動揺し、「まだ生きているんじゃないだろうか」と思います。けれども、そこで息を吹き返したわけではありません。それは死後に発生する一つの反射です。

心臓自体はすでに止まっていてポンプとして血液を送り出す役割を果たしていないのに、**心臓の筋肉の最後の痙攣が心電図の波形として出てきたりする**ことも。しかしそれが見えると家族が混乱するからと、心電図の機械を止めてしまうこともあります。

映画やテレビドラマのなかで人が亡くなるシーンで、心電図のモニターの波形がフラットになっていき、最後は「ツ———ッ」と音がする、という場面があります。そのあと医師がおもむろに、「何時何分、ご臨終です」と言う。映像ですから省略があるのは当然なのですが、ああいったシーンを見て「人が死ぬということは、心電図が反応しなくなることなんだ」とか、「最期のときには機械があんな音で教えてくれるのか」と思い違いをしてしまう人がいるのではないかと心配になります。

心電図モニターは機種によって信号音がいろいろですが、心停止の状態になったときに「ツ———ッ」というような音を出すことはありません。あれは、亡くなったということをわかりやすくするための演出音です。実際には異常を知らせる警告音が鳴るので、もっと騒々しいものです。そもそも、まともな感覚を持った医師ならば、心電図の波形だけを見てそれがフラットになった、つまり電気的な反応がないことをもって、死亡だとは見なしません。その人全体の生理的な様子をきちんと診ます。

たしかに今日の医療の現場は機械化が進み、画像診断が非常に大きな意味をなすようになりました。しかし**人間は機械ではない**のです。心電図やら脳波やら、計器につないでその波形だけで死亡を判断したのでは、死がますますリアルさを失ってしまいます。

人間は生き物です。機械のように電源がオフになったらすべてが一気にパタリと止まるようなものではなく、死のサインが全身に伝わっていく過程で種々の反応があります。

どんなに機械化が進んでも、やはり実際の死亡確認は、肌の色が変わってきたとか、手足が冷たくなったとか、呼吸が止まったといった、本人のからだの生理的な変化をとらえるものであってほしいと私は思っています。

「死」がわかると、「生」が見えてくる。

生きていく上で死の理解は必須。

親を看取ることで「死に稽古」をする

尊敬している日野原重明先生の著書に、『生きかた上手』という大ベストセラーがあります。当初、日野原先生が考えられたのは『死にかた上手』というタイトルだったそうですが、出版社から「それでは本が売れませんから、『生きかた上手』にしていただけませんか」と提案があったといいます。日野原先生は、「どのような方向に向かって生きていくかは、どのように死を迎えるかということと同じだから、それでもいいでしょう」と考えられて、『生きかた上手』に決められたと聞いたことがあります。

この出版社の人の言葉からもわかるように、これまでみんな、「生き方」にばかり目を向けてきたところがありました。ここ最近、やっと**「死に方」を考えることの必要性が認識され、市民権を得るようになった**のです。

本を読み、人の話を聞くことでも知識はつきます。しかし本当にどういうものなのかは自分で体験してみないとわからない、それが人間です。生き方は、日々の「実践」と「反省」によって上達していきます。

では死に方は？　誰もがまちがいなく死にますが、自分の死というのは一度きり。医療や介護、あるいは葬儀関係の仕事をしている人以外は、死に接する機会は乏しく、死に方の上達を試みる機会はそうあるものではありません。

やはり親の最期を「看る」ことでしか、「死に稽古」はできないのです。仕事が忙しいこと、実家から遠く離れていること、死への怖れ、逃げたくなる理由はいろいろあるかもしれませんが、目を逸らさずに親の最期に「かかわろう」とすることが大事です。

シモーヌ・ド・ボーヴォワールは、がんになった母親を四週間にわたって看取り、『おだやかな死』（杉捷夫訳／紀伊國屋書店）を書いていますが、そこにこんな言葉があります。

「私たちは自分自身の埋葬の総稽古に立ち合っているのだった」

葬送の**儀式だけを滞りなく行えばいいのではなく、死の過程を共有することが大切**なのです。介護を通して学ばせてもらう。実際に身の回りの介助をすることができなかったら、間接的な形でもいい。目をかけることです。「目をかける」とは、気にかけること、心にかけることと、気持ちをそちらに向けることです。気持ちを相手に向けてしっかりかかわろうとする、その想いが大事なのです。

死という自然の摂理を身をもって体験し、それを通して、**自分の順番が来たときにどうすればいいか**を考えられるようになっていく。命をつないでいくとは、そういう意味もある。私たちが親からしてもらう最後のことが、「死に対する総稽古」だと言えるのではないでしょうか。

介護や看取りというのは、親のために「してあげる」のではなく、自分のために「させてもらう」のです。

親は子に、その死をもって最後の教えを示してくれる。

死の過程を共有することで、自然の摂理を体験する。

死は怖いものか

十一年前、芦花ホームに赴任した私がそこで看取りを始めようとしたとき、今まで人が死ぬところに立ち会ったことがなかった若い介護士が、「怖い」と言って泣き出したことがありました。不安で、どうしたらいいかわからなかったのです。

しかし、経験豊かな看護師や先輩介護士からいろいろ教えられながら、静かに息を引き取られる入所者の看取りを経験したら、怖いという感覚は消えていきました。

お別れのときには、亡くなった方に向かって、

「これまでお世話をさせていただき、ありがとうございました。そしてこんなに心が引き締まる瞬間に立ち会わせていただき、本当にありがとうございました」

と、お礼の言葉を口にしていました。

死が怖いことではなくなって、**ありがたく厳粛なこと**だと思えるようになったのです

から、たいへんな変わりようです。

介護の仕事は本当にたいへんです。とくに老人ホームは認知症の進んだお年寄りが多いので、年若い介護士にとってはじつにきつい仕事です。下の世話もしなければいけない、暴れるのを一生懸命なだめたりもしなければいけない。お礼を言われ、心から感謝されるべき仕事ですが、**逆にその人が苦労をさせられた人に感謝する**のです。人の死にじかに触れるということは、気持ちをこんなふうに昇華させる。すごいことだと思います。

知ろうとすること、経験することがいかに大事かということです。

死に際して人間の生命の機能がどういうふうに終息していくかを多少なりとも知っておくと、家族の死に臨むときにも落ち着いて看取りができるようになります。

死が身近なものではなくなってしまったからこそ、死と向き合おうとする気持ちが大切になってきているのです。

死を遠ざけているだけでは
いつまでも不安なまま。

死をより知るために
近づいてみる。

人はこうして息を引き取っていく

人が亡くなっていくときには、大きく三つの兆候があります。心拍の停止・呼吸の停止・瞳孔の散大。それぞれが独立したスイッチのようになっているわけではなく、連動していきます。脳死という概念が出てくるまでは、**この三つが確認されたら「死亡した」と認定する**ことができました。いまわの際が近づいてくると、血圧・脈拍・呼吸・体温などのバイタルサイン（生命の維持に必要な兆候）で危険な様子がわかります。

血圧が低下するということは、全身に血液を送り出す心臓のポンプの圧力が下がってきたということです。収縮期の血圧が六十水銀柱ミリメートル未満になると、これはかなり危険なサイン。心臓から遠いところから順に血液が届きにくくなりますから、最初に手足の先のほうが冷たくなってきます。肌の色も変わってきます。

脳はもっとも血液、酸素を必要とするので最後まで送り続けられますが、いよいよ心臓が止まって脳にも血液が送られていかなくなると、呼吸をするように指令していた脳幹の働きが止まり、呼吸中枢が麻痺してきます。そこで呼吸が乱れてきます。

それでもからだは酸素を必要として反応しますが、呼吸筋を動かすことができないので、下顎がガクッと下がって通常の呼吸では使わない呼吸補助動筋を用いて「努力性の呼吸」をしはじめます。「下顎呼吸」ともいいますが、これはもう末期のサインです。

あえぐような呼吸の仕方なので、家族は「つらそうだ」と心配しますが、この時点では本人はもう苦しみを感知できる状態にありません。意識がほぼないのです。思考をつかさどるような〝高機能な〟脳細胞はもう停止してしまっていて、**生命体として基本的な「呼吸」という反射をしているだけなので、じつは苦しさなどは感じていない**のです。

そのうちにそのまま呼吸が弱くなっていって止まってしまうこともありますし、さらに不規則な呼吸を少し続けてから呼吸が止まっていくこともあります。

この下顎呼吸の延長のようなもので、顔の筋肉にも変化が出ます。酸素が来なくなったことで、呼吸にかかわる筋肉が最後の痙攣を起こすのです。突然「ハアーッ」と大きく息を吐いたりするような動きは、この痙攣なのです。

どのタイミングをもって「亡くなった」というかはさまざまな見解がありますが、私は呼吸が止まったときが息を引き取ったときだと思っています。

呼吸が止まると血の気がなくなってきます。亡くなっていく人を見守っている家族が、**初めて死の瞬間に立ち会った人であっても、直感的にそれはわかる**でしょう。顔の筋肉が弛緩して、表情がやわらかくなります。「ああ、終わったなあ……」と感じます。

人によっては、酸素が届かないことによる最後の痙攣のためにちょっと顔がけわしくなるように見えることもありますが、痙攣が終わるとゆるみます。

これらが終わるころになると、瞳孔の反射が消えます。言うなれば、脳の機能が停止した印です。脳に酸素が届かなくなると、だいたい五、六分で神経が機能を停止し、瞳孔は開きっぱなしになります。医師は、呼吸が止まって血の気が引いたのを見てとると、脈を診て心肺停止を確認します。そしてライトで瞳孔が開いていることを見ます。最後に時間を見て死亡時刻を確認し「何時何分、ご臨終です」と死亡宣告をします。

数時間後、四時間から六時間ぐらいで筋肉が硬くなってきます。これが死後硬直です。

このようにして、人は亡くなっていくのです。

命の閉じ方を知っておくと、心が定まる。

情報入手は、
現実を受けとめるための第一歩。

病院では「死は敗北」

外科医だった私は、命を助けることができなかったという十字架をいくつも背負っています。

病院で働いていた四十年余りの間、病院での死は、敗北でした。

病院は「治す」ことを目的にした施設であり、**医者は患者さんのピンチを救うことが使命**ですから、そのために精いっぱい力を尽くします。

たとえば手術が終わって、何日かはこのぐらいの熱が出るだろう、何日後にはその熱も下がり気味になるだろう、痛みも少しずつ和らいでくるだろうなどと、おおよそ予想される経過というものがあります。順調にそれをたどっていけば安心ですが、こうあってほしくないという事態になったり、予想しない急変が起きたりすると、緊張が走ります。それでもなんとか容態が少しずつ落ち着いて快方に向かえばいいのですが、起きてほしくない最たるものが「死」という結果です。

患者さんが亡くなってしまった場合は、助けることができなかったという思いで、悔しいし、自分が情けないし、無念の思いでいっぱいになりました。憎き疾患を〝成敗〟できなかった無力感です。たとえそれが医師としての力不足のせいなどではなく、もうどうしようもない状況だったとしても、患者さんの死はじつにやるせないものでした。頭を下げてご家族に悲しい報告をしなければならないときの気持ちは、とても暗澹《あんたん》としたもので、「自分は負けたのだ……」と、どこに向けたらいいかわからない怒りやむなしさをかみしめました。

しかし今はこう思っています。

ひょっとしたら、死というものを、暗くて、残念で、不吉で、受け入れがたいものというイメージに凝り固めてしまった**最大の主導者は、「治せなければ敗北だ」という、こうした医療のものの考え方**だったのではないか、と。

医師は、日々たくさんの人の命と向き合っているのだから、死についても詳しく、よく理解していると思われるでしょう。たしかに医学上の知識は豊富です。

しかし振り返ってみると、医学部で「死」について教わることはありませんでした。「死とは何か」ということを勉強しないまま、**人間を死にいたらないようにするためにどうしたらいいか、という技術的なことだけを学んだ**のです。生かし続ける、教わった医学はそこまでの学問でした。死ぬことは医療の敗北であり、それは宗教の領域だとして避けていました。ましてや死にゆくメカニズムなんか、誰も考えようとはしませんでした。

それは私たちが学生だったころも、医療技術が急速に変化してきている今も、ほとんど変わりません。

近代医学というのは、死を排除しようとする闘いのなかで進歩を遂げてきたのです。ただその一方で、医師は、死に抗うことしかしてこなかったのではないでしょうか。私自身、長年病院で働いて自分の人生の終わりを感じてくると、まさにその壁にぶつかりました。

どんなに医療が進み、新しい技術で治療し、部分的に治すことができたとしても、人はかならず死ぬという運命を変えられるわけではありません。

私が終末期医療について実地で知ろうとしたのには、いくつものきっかけがありましたが、その一つが医療の持つ意味を見つめ直す必要を強く感じてきたからでした。

人間の命に限りがあることは誰しも知っています。医師こそ、そのことを意識しないはずはありません。しかし、それを「どうやって受け入れるか」をあらためて議論の俎上《そじょう》に載せようとはしなかったため、そして、科学技術の進歩が、治療法の限界はどこなのかを判断させなくなってきたため、いつの間にか**医師は、ただ「方法があるなら、しなければならない」という強迫観念に取りつかれてしまった**のです。

病院での死は、老衰の場合でも「延命措置の失敗」であり「医療の敗北」だとする考えは、もうどこかで終わりにしなければ——。

方法があれば何でもすることが善だという思い込み、はたとこのことに気づいた私は芦花ホームの医師に転身することにしたのでした。

命の終わりに、勝ちも負けもない。

問題は、医師自身が「死」を受け入れられないこと。

「ご臨終です」と「ご苦労さんでした」

縁あって芦花ホームの常勤医となって、看取り医療を始めてから、私は初めて死とはかならずしも敗北の結果ではないのだ、**自然な死というものはけっしてマイナスイメージの暗いものではない**のだということを肌で感じました。

自然な死に立ち会って、死のイメージが、いえ死の意味が、がらりと変わったのです。

今、看取りの際に、私は「ご臨終です」などといった無機質な、形式的な言葉を口にすることはありません。

「長い人生、本当にご苦労さんでしたね。こんなに穏やかな、いい最期を迎えられてよかったねぇ」

息を引き取られたら、その人が生きていたときに声をかけていたのと同じ調子で、語りかけています。死を宣告するというよりは、今生のさまざまな苦労をねぎらうような気持ちです。

人工呼吸器も、心電図も、点滴も付けていないと、本人も不快感がないですし、家族もものものしさがないのでよけいな緊張感を強いられることがありません。普通に**眠っているような姿で安らかな最期を迎える**のを見ていると、「天寿を全うする」とはこういうことなのだろうな、と思います。病院での死の場面とは対照的です。

亡くなった方に声をかけるというのは、あるお手本があったのです。

五十年来の友人であるK先生という、たいへんな人格者の医師がいます。彼は私と同じ病院にいたころから、死に際して「ご臨終です」とは言っていませんでした。近くで聞いていると、患者さんに話しかけているようなのです。

人間の器官のなかで、耳は最後まで機能していて聞こえているといいますが、もう完全に息を引き取った人となるとまた別です。

いったい何を言っていたのかと尋ねると、

「この患者さんは私を信頼して治療を任せてくれたわけですから、その人に対する礼儀として、ひとことご挨拶しておこうかなと……。この人の魂は、まだこのへんにいるから、聞こえていると思うんですよ」

と言っていました。

当時の私は魂についてあまり考えていなかったのですが、芦花ホームで看取りをするようになってから、そのことがとても腑に落ちた気がしてきました。

いろいろな死に方を見てくると、**老衰の果てに苦しまずに亡くなるというのは、じつに喜ぶべきこと**です。そこで最期に、「ご臨終です」というような言葉を聞きたいだろうか、そう思ったら、自然とその人自身に話しかけるような言葉と口調になりました。その場にいる人たちに死亡宣告をするというより、亡くなった方ご本人に心から「ご苦労さんでした」の言葉をかけたくなったのです。

今生の苦労をねぎらう気持ちで「ご苦労さんでした」と言おう。

老衰の果てに苦しまずに逝くのは喜ばしいことだから。

みんなが笑顔になる最期

もちろん、人が亡くなっていくことそのものは悲しいことですが、老衰の果てに亡くなるというときは暗くも、苦しくも、悔しくもない死の姿があります。

ご家族が泣く姿にしても、それは別れを悲しむ静かな涙です。ワアワアと号泣するようなケースはまずありません。

考えてみると、号泣というのは見送る側が思いがけない別れをしなければならなくなったときに、その**さまざまな心残りの思いが、感情と涙になってあふれ出る**ものなのでしょう。寿命が来て、亡くなるべくして自然に亡くなったと思えると、声を上げて大泣きするような気持ちにはならないようです。

ご家族にも、どこかホッとしたような雰囲気があります。人が亡くなったのにホッとすると言ったら語弊があるかもしれませんが、入所者は、高齢で認知症も進行し、もう家族が自宅で面倒を見ることができない状況の方が多いわけです。できるだけ長生きはしてほしいけれど、いちばんの願いは、「最期は安らかに、苦しまずに逝ってほしい」という思いです。ホームでの看取り死の場合、看護師や介護士のおかげでそれがかなって、ご家族も納得しているのです。

胃ろうや点滴をしていなければ、どのくらいのペースでからだの衰弱が進むか見当がつきます。あと何日くらいだろうと、だいたいの目安がつけられます。

「お母さん、そろそろかもしれないよ」

そう伝えると、泊まり込んで最期の日々を一緒に過ごし、一緒に看取りをするようなご家族もいます。ご本人はもうほとんど**反応がなくても、家族にとっては納得のいく最期の迎え方**です。

だから、亡くなられたあとに「本当にいろいろありがとうございました」「いい最期を迎えさせてあげられたことを感謝しています」と言ってくださるのです。

芦花ホームでは、亡くなった方にそれぞれのお部屋で経験豊かな看護師と介護士と家族とがにぎやかに語り合いながらきれいにお化粧をしてあげます。旅立ちの衣装として何を着せてあげようかと、ときにはその人のお気に入りだった着物が何枚も用意され、これがいい、あれがいいと和気あいあいとやっていることもあります。

こうして、晴れ姿ができあがります。「おやおや、このお母さん、こんなに品があって優しいお顔をしていたんだねぇ」と思うことがよくあります。

そして葬儀社の人たちが来て、棺に入れられて、多くの職員と親しかった入所者も加わって、みんなに見送られてホームをあとにします。亡くなるとすぐに霊安室に連れていかれて、裏口からそっと搬出されていく病院とはずいぶんとその場の空気が違います。

芦花ホームでの平穏死は、**みんなの顔から心底お見送りの想いが静かに漂うような最期**なのです。

自然な死に立ち会うとき、人は号泣はしないもの。

看取る人にも
穏やかな気持ちが広がっていく。

自然死は苦しまない着地

自然な最期というのがこんなにも安らかなものだと知ってから、私もできるならああいう亡くなり方がいい、あやかりたいものだと思うようになりました。

死期が近づいてくると、何日か前から静かに潮が引いていくような様子が見受けられます。とくに「この人、もう終点が近いな」という兆候は、あまり食べたり飲んだりしたがらなくなることと、眠っている時間が多くなることです。

腹が減らないから食べたくない。喉の渇きも感じない。からだがエネルギー補給を求めなくなっていきます。永い眠りにつくために、**本能的によけいなものを整理して、身を軽くしようとしている**のでしょう。

医学の常識にとらわれていると、つい健康であることを前提に「食べなければ衰弱してしまう」「水分補給をしないと脱水症状で苦しむ」という決めつけをしてしまいます。

それは死に際の生理を理解していない。そうではなく、もう不要なのです。

私はよく飛行機に喩えて説明します。

飛行機をずっと飛ばし続けるためには、燃料が必要です。しかしもうじき着陸だという態勢に入ったときに、「燃料が足りない、もっと要る」と言って大騒ぎすることはないでしょう。飛び続けるときに必要な燃料を計算して、その指標からすると少なすぎるなんて言うのは、まったく意味のないことです。着陸地点まで、ある燃料で飛べばいいだけのことです。そこで補給を考える必要はないのです。

医者が飛行機を飛ばし続けるようなことを言うのは、まだわかります。しかし、家族の方でも、何かで読んだのか、どこかで聞きかじったのか、

「もっとカロリーを入れないと衰弱してしまいます」

「もっと水分を補給してください」

と我々に注文をつけてくることがよくあります。

本当に苦しませたくないのなら、**本人のからだが受け付ける以上のものを無理やり摂取させない**ようにすることです。

飛行機といえば、二、三十年前には、乗っている飛行機が着陸態勢に入り、無事に着陸すると、喜んで乗客がみんなで拍手をしたものです。お互いが無事であることに安堵の表情を浮かべ、パイロットをねぎらいその腕を称えて、誰からともなく自然と拍手喝采が湧き起こっていたのです。日本人はシャイなのか、国内線ではあまり見ませんでしたが、国際線に乗っていると、着陸時の機内はなかなか盛り上がったものでした。今ではあんな光景もすっかり見かけなくなりました。

静かに、平穏に亡くなっていく姿を見ていると、私はあの感覚を思い出します。さすがに私も**看取りの現場で拍手はしませんが、考え方としては同じように、喜び合うべきこと**ではないのか、という思いがあります。

安らかな最期は、
静かに着陸する飛行機に
似ている。

着陸地点まで、ある燃料だけで飛べばいい。
補給は無用。

バイバイをした平穏死のばあちゃん

人間のからだは本当に不思議です。

自然に亡くなる間際、場合によっては一週間、十日間、眠ったままで、何も食べず何も飲んではいないのに、しかもその間、点滴など外から水分補給もしていないのに、最期までおむつにおしっこが出ます。

向こうへ**行くための片付けをしている**のでしょう、自然な生体のメカニズムにはびっくりします。

それまでは痰がからんでも吐き出せないので吸引しなければならなかった人も、痰が少なくなっていきます。

そして苦しそうな呼吸ではなく、むしろ呼吸が楽になり、徐々に浅くなり、眠り込むように安らかに亡くなる。むくみも取れ、苦しみもせず、それはきれいなお顔です。

これが「平穏死」の姿だと私は思っています。

そのような平穏死で亡くなられた方の、こんな思い出があります。

腰が曲がった小柄で元気な認知症のおばあちゃん、ヒサエさん、享年九十五。歌が大好きで、いつも元気に手を叩き、「一番はじめは一の宮、二は日光の東照宮……」と、おはこの数え歌を日に何度も唄っていました。自分のことを「ばあちゃん」と呼び、ホームの人気者でした。

体操や歌の会にも参加して楽しく過ごしておられましたが、脳梗塞を起こして肢体に麻痺が残り、歩行困難になりました。口にも麻痺が出て、食べるのが大好きで**食欲旺盛だったのですが食事も介助になり、ついには車椅子の生活**に。

やがて少しずつ体力が低下。体調を崩し、食べる量が減り始めました。そのうち、とうとう食事は召し上がらなくなり、「そのとき」が近づいてきました。

亡くなる前の晩のことです。

そばに付き添っている娘さんや息子さんたちと職員数人に向かって、ばあちゃんは静かに手を振りました。

一緒にいた誰もがびっくりしました。このところ**ずっと手をあんなに高く上げること**
などなかったのです。息子さんもびっくりして、

「なんだ。バイバイか。さようならの挨拶か。まだ早いだろ」

と言いました。

翌朝早く、ご家族と職員が見守るなか、ばあちゃんはふっと顔を上げ、一瞬周囲を見
渡し、そうして静かに息を引き取りました。

大好きだったばあちゃんが逝った……。涙が出て止まりませんでした。

最期にみんなに手を振って、〝別れを告げた〟ばあちゃん。

私の胸のなかに、その光景は今も大事にしまってあります。

平穏死は、本人も周りも
みんなが幸せになる逝き方。

お互いが精いっぱい生きてきたことへの
称え合いがそこにはある。

大切な人を亡くしたら

病院にいたころ、見るにしのびなかったのは、働きざかりの男性が急に亡くなってしまうようなときでした。奥さんや子どもたちがそのからだに抱きついて泣き叫ぶ姿を見ると、とても胸が痛みました。

胃がん末期で、開腹したときにはもう腫瘍がおなかじゅうに広がり手術もできず、そのまま閉じるしかない男性がいました。四十代半ばくらいで、小学五年生を筆頭に三人の子どもがいました。その方が、まもなく亡くなってしまった。奥さんは、

「私を一人残していって……ひどい、ひどい」と泣きに泣いていました。

すると、前出のK先生が穏やかな声で言いました。

「いや、一人じゃないですよ。ここにはいないけれども、見守ってくれています」

「ご主人は**応援してくれていますから、大丈夫**ですよ」

「何十年後かに向こうで会ったら、いろいろ報告すればいいじゃないですか」

K先生はそう繰り返し声をかけ続けていました。

それからしばらくして、その奥さんが病院に挨拶に来られました。だいぶ落ち着いた様子に見えました。そして私たちに、

「夫も子どもたちのことをずっと見守ってくれていますから、大丈夫です」

と言ったのです。K先生の言葉が奥さんの心にしっかりと入って、そう思えるようになっていたのです。

ご主人が亡くなって、三人の子どもたちを一人で育てていかなければならない状況には変わりはありません。けれども、見守ってくれていると思うことで、ご主人を自分の心に棲まわせ、一人じゃないんだという安堵感が芽生えた。心のなかに**言葉が入って、生きていくための糧となった**わけです。

魂が救われるというのは、こういうことなのだと思いました。

魂のつながりを強く信じよう。

安堵感が生きていく糧となる。

亡き人を「想う」こと

亡くなった人を「想う」こと、それは故人への供養でもありますが、生きている自分を支えてくれるものでもあります。

供養というと、仏前や墓前で手を合わせて冥福を祈る宗教的な行動のように感じられるかもしれませんが、その人を想い、その人を**心のなかに棲まわせる、ただそれだけでいい**のではないでしょうか。その「想い」は自然と行動にも出るものです。

私は、年のせいかもしれませんが、父のことを「想う」ことがどんどん増えています。するど、気になってしようがないのが父の最期です。元気なときに父から、「おれが倒れても、よけいなことをするな」と言われていたにもかかわらず、母から懇願されて、私は父の気管切開をしてしまいました。呼吸困難は少しよくなりましたが、父は意識が戻らないまま、それから三か月後に逝きました。とっさの処置だったとはいえ、父との約束を破ってしまったことに対してずっと気がとがめていて、死んでから〝向こう〟で父に会ったら、さぞかし怒られるに違いないと思えてならないのです。

父を「想う」ことが増え、折を見ては墓そうじをしに行くのは、そのお詫びの印です。それとともに、〝向こう〟で会うときのために、今から父のご機嫌を取り結びたいというような気持ちもあるのです。不思議なことですが、怖い父に怒られるかもしれないと「想う」ことも楽しい。心が慰められる。そして、死んでも〝向こう〟で父に会えると思うと、死んでいくのが怖くないのです。

私も医療という科学技術に携わる人間です。死後の世界とか、あの世といったものを信じようとしたことは一度もありません。肉体は死とともに滅びる。無に帰する。それは歴然とした事実です。

しかし、矛盾するようですが、**魂というものは生き続ける**のではないかなあ、と思っています。人が人を「想う」というのは、魂がつながり続けていくことだと思うのです。だから私が〝向こう〟に行って父と会うときのために墓そうじをするのは、私にとっては魂が慰められることなのです。

亡き人を「想う」とは、
魂をつないで
心のなかに棲まわせること。

生きている自分を
ずっと支えてくれる。

「向こうで会う」という知恵

友人のK先生は、今も患者さんたちによく「向こうで会いましょう」と言っているそうです。

「先生、私はまもなくですよね……」と不安げに聞いてくる患者さんに、

「どうですかね、まだ十年は生きるんじゃないですか。でも、まあ僕よりは先に旅立たれるでしょうから、また二十年後に会いましょうよ。そのときは、先に向こうに行っている旦那さんを僕に紹介してくださいよ」

と言って、**自分はこれで終わりじゃない、また会える、という気持ちを持ってもらえる**ようにしている。〝向こう〟で会うことを考えると、安心できるからです。

「だから僕は亡くなったあと、みんなに会うのが楽しみなんですよ」

K先生はたいへん優秀な心臓外科医なのですが、こうやって患者さんの心に寄り添っ

ている〝医療者の鑑〟のような人です。

そのK先生から教えてもらった知恵を、もう一つ紹介しておきましょう。

「向こうで会うというのは、ただ安心するためのものかというと、それだけでもないんですよ。そういう世界があると仮定すると、いろいろなことのバランスが取れるんです。世の中のことを**不公平と思うのではなく納得するためには、『続きがある』と考えたほうがいい**んですね。

たとえば、つらい病気になって『どうして私がこんな病気にならなければいけないんだろう』と苦しい思いをしても、人生が短命で終わってしまっても、あるいは『どうしてこんな不幸な家に生まれちゃったのかな』といったことも、長い長い自分のほんの一部が、今地球にいるだけで、これがすべてではないと考えれば、納得がいく。そこで苦しんだことで、いろいろなものについて深く考えられ、ちゃんと受けとめられて、よく生きられる。

今、このからだで、地球に生きているのは、自分のほんのごく一部。では今、地球で自分は何をしているのか。それが生きる意味ですよね。それは、本当に美しいものは何かを知ることかもしれない、人の心の温かみを知ることかもしれない、失敗をしてそこから大切なことを学ぶことかもしれない……。全部、自分のためになる。

人間はみんな、この世界に勉強に来ているんです。修行に来ているようなものですよ。そう思えたら、いろいろなことのバランスが取れて、すごく生きやすくなるんです」

日本人は信仰心を持たなくなった、宗教的な考え方を受け入れなくなったとよく言われています。たしかに「自分は何教、何宗を信仰しています」と自信を持って言えるような信仰心のある人は多くないでしょう。しかし特定の信仰がなくても、**日本人はみんな、魂のよりどころは信じている**のではないでしょうか。

あるとき、わりと年配の方の多い講演会場で、

「みなさん、夕陽を見るとどう思いますか？　民俗学者の柳田国男さんは、地方の子守唄に『親のない子は夕陽を拝む』というものがあると言っていますけれども、どうですか。その思いがわかる人、手を挙げてみてください」

と聞いてみたところ、大多数の人が手を挙げました。

逝ってしまった親を思わないにしても、日本人は美しい夕陽を見ると、死のことを考えたり、心の奥底を揺さぶられるような感動を覚えたりします。

日本人の精神性のなかには、**夕陽を見ていると魂に呼びかけてくるものがある**、そういう感覚が根付いているのだと思います。それは、自分は宗教というものを信じているとかいないとか、信仰心があるとかないとかは、あまり関係ありません。

宗教的なことは、とりあえずおいておいていい。

ただ、死ということを考えるとき、生きている意味を考えるとき、「今いるこの世界だけがすべてではないんだ」と考えてみてはどうでしょう。そうすることで安らかな心を得ることができる、これは紛れもない事実だと思います。

「死によって、すべてが終わりだ」という発想ではなくて、漠然としていてもいいから、〝向こう〟をイメージする。浄土なのか、天国なのか、それはどうでもいいではありませんか。それぞれの心のなかにある〝向こう〟で、心に棲む懐かしい人、会う人のことを考える。それが、死と向き合いながらも絶望のない生き方なのではないかと思います。

〝向こう〟を想うと、心が楽になってくる。

今いるこの世界だけがすべてではない。
「続き」がある――。

第3章
凛として、老いを生きる

老化を受け入れる

現代人が封印してきたのは「死」だけではありません。「老化」もそうです。「老」という文字そのものがどんどん遠ざけられるようになっており、**安易に「老人」という言葉を使うと、「高齢者と言ってください」と言われる始末**です。「後期高齢者」などという妙な呼び名までできました。

どこの病院やクリニックでも高齢の患者さんであふれ返っていますが、いわゆる老化の症状に対して医者が、「ああ、これは年のせいですよ。年を取ればみんなどこかにガタが来ますよ」などと言おうものなら、ご不満のようです。なかには、「自分はまだそんなに年じゃない。ばかにするな」と怒り出す人もいます。

それらしい病名をつけてあげると、納得する。あくまでも病気ととらえたいのです。それも、病気なら治る、また痛みのないすっきりした状態に戻れると思うからでしょう。

たとえば、膝の痛みというのは年齢とともによく出てくる症状です。

「変形性膝関節症ですね。関節を動きやすくする注射をしましょうか」

そう言ってヒアルロン酸注射をしてくれる医者は「あそこの先生は、優しくて、なかなかいい先生だよ」ということになるのです。

ヒアルロン酸を注入しても一時的な効果しかありません。それが「治療」になるのかどうか首を傾げたくなるところもありますが、プラセボ効果（効くと思っていると実際には薬効がなくても症状が改善されるという偽薬効果のこと）があるのかもしれません。

これら一時的な緩和治療がすべて無意味だとは言いませんが、そうした最近のアンチエイジング的なものに飛びつきたくなる心理というのは、不老不死の薬を求めた秦の始皇帝と変わらない。人間の欲ばりなところだと思います。

「寄る年波には勝てぬ」という言葉がありますが、自分のからだがそれなりに経年変化してきていることをもっと素直に認めて、**老化と折り合いをつけていくことが必要**なのではないでしょうか。老いをうまく受け入れることができなければ、その先に待ち受けている死も受け入れられません。

老いを素直に認める心が
穏やかな終末へ導いてくれる。

抗わず、ありのままに。
老化と折り合いをつけていくことが大切。

老衰は病気ではない

医療で改善できる病態であれば、たしかにそれは手を尽くすべきです。進歩した医療技術はさまざまな病気の治療に貢献できます。何歳であれ、まだこれからも生きていける人には医療が役に立つでしょう。

しかし、老化の果て、老衰という状態は病気ではありません。自然の摂理である生命の老化と終焉、つまり**老いと死には医療の力は届かない**のです。

「高齢者を見捨てるのか」、いいえ違います。

たとえば、私は血管外科が専門だったので、動脈硬化の患者さんの手術をたくさんしてきました。血管の手術というのは、ミクロの世界から見ればこちらの土をブルドーザーでごそっとあちらに移して、川の流れを変えるようなものです。そういう〝工事〟をすることで血管を修復し、さしあたっての問題を解消することはできます。しかしそれで患者さんを「完全に治すことができた」と言えるかというと、そうではないわけです。

動脈硬化を起こすような状態というのは、からだのあちこちにトラブルの火種をかかえている状態です。たまたま今回詰まったのは脚の血管だったかもしれませんが、心臓の血管だって、頭の血管だって、**いつ何が起こってもおかしくないような状態**になっているわけです。ですから、とりあえず手術で脚の血管をつなぎ換えたところで、いつまた何が起きるかわからない。根本的にその人を治療できたわけではありません。

あるとき、八十代の男性がホームヘルパーの人に車椅子を押してもらって外来に現れました。診ると動脈硬化による急性阻血で脚の付け根の動脈が詰まってしまい、脚の色が変わりかけていました。その人は自分の脚で歩けなくなったら自分は生きていたくない。とにかく脚を助けてくれと申されました。心臓や頸動脈など主要な血管の検査をした上で、詰まった動脈を通す緊急手術をすることになりました。

ところが、その手術中に心臓が止まってしまった。検査では引っかからなかったのですが、心筋梗塞を起こしたのです。急いでＩＣＵ（集中治療室）に移し、循環器専門の医師たちががんばってくれたのですが、三日後に亡くなりました。

こういった経験があると、老衰を「治す」とはどういうことなのかを考えさせられます。ご家族にとっては命あっての脚だと申されるのでしょう。しかし患者さん本人は脚が使えない状態では生きている甲斐がないと言われたのです。これが**老衰を治そうとすること**です。手術が成功したとしても、その人のからだがほかのところで悲鳴を上げたら、治せたとは言えません。

手術というのは、部品修理をしているだけのこと。ある部位の血管の詰まりをうまく治せたとしても、動脈硬化の本質である老化を止めることはできない。もう細胞の活性が失われつつある高齢者のからだのなかをいじくりまわし、「そっちに行くな、こっちへ来い」と引き回すことが、本当にその人のための治療になっているのか、私はそんなことをいろいろ思うようになりました。

当たり前のことですが、人はみな死にます。医療の技術はどんどん進歩していますが、やはり「生物としての限度」「生命としての限界」に抗うことはできない。医療は、そこを無視して治すことばかり考えていてもだめなのです。

老いに医療の力は根本的には及ばないと達観しよう。

〝からだの不具合〟を抱いて元気に生きる知恵を持つ。

自然の摂理への理解に立ち返る

ホームである方を診た私は、「この人はもう病院へ行って受診する必要はない」と言ったことがありました。もちろんご家族の希望に添ったものでした。これに対して介護士が、「でも、もう一度病院へ送って検査をしてみる必要はないのですか？　何が起こっているのか確かめるべきではないですか？」と問いました。

その人のために何かができる可能性があるのだったら、**先が開ける可能性があるのなら、調べるべき**です。

マサシさんは九十五歳、アルツハイマー病の男性でした。十四年という長い問題行動の果てに徘徊もできなくなり、車椅子での移動がやっという状態でした。だんだん食事をとれなくなり、眠る時間が多くなり、二週間後、永遠の眠りにつきました。しかし介護士は、もう一度病院に送って脳のなかで何が起きているのか調べるべきではなかったか、ことによっては何かしてあげられることがあったのではないか、と言ったのです。

たしかにそれも一つの意見です。しかしそのとき、私は違う判断をしました。この状態でものを食べなくなって静かに眠っている人を病院に送って検査をさせ、結果によっては医療行為をすることが、現実問題としてどのようなことになるのか。それを見込んで「必要ない」と判断したのです。

たとえば、血管が詰まりそうだ、詰まると組織に血液が十分に供給できない、となると、狭くなった血管を拡げる処置をする。しかし実際にことを行うにはさまざまな付帯行為が伴います。方法があるからやればよいというような単純なものではないのです。その行為には、かならずリスクが伴います。もともと厳しい状況を変えようというのですから、相当高い成算がなければ踏み込むことはできません。うまくいく確率と、合併症が起こる確率を天秤にかけて熟慮し、**有効な結果を生む処置を決定するまでには厳しい判断を要する**のです。

外科的処置ばかりではない、内科的な治療も基本的には同じです。薬の投与にしてもじつは両刃の剣で、血圧が高い場合、では降圧剤を使えばいいかというと、じつはそんな単純な話ではありません。下げることにはリスクが伴います。脳血流の低下や、それによる脳梗塞発生の危険も考えられます。

我々がしている治療行為は、**経験に基づく知見により、あるいは科学的に証明された根拠により、合理的に判断して決定する**ことが必要です。

はたして、九十五歳という超高齢の人に、そういう発想で検査だ、治療だ、という必要があるでしょうか。大事なことは「老い」という現実を直視して考えること、自然の摂理への理解にまず立ち返ることです。

本当のケアには、善意と冷静な理性が必要です。優しくケアをすることと、冷静に理性的判断をすることとは、何も相反することではありません。あのナイチンゲールはまさにその両方を備えていたからこそ、看護の権化なのです。

この高齢化社会。はっきり言えば、ただその生物学的病態だけを診てそれを変えようとすることよりも、老衰を受容して生活の質を支援することのほうが本人のためになると言えましょう。

今もっとも必要なことは何か。その見極めが肝心。

「方法があるから、やればよい」は、老人の実態も自然界の流れも無視したやり方。

「じいさん、もういいよな」と医者が言わなくなった

しばらく前までは医者は、高齢の患者さんに「じいさん、もういいよな」と言えました。年齢から言っても、からだの状態から見ても、これは老衰の果て、**もうよけいな治療行為は本人のためにならない、それがいちばんわかるのは医者**です。

「じいさん長い間ご苦労さんでした。ご家族さんも介護ご苦労さんでした。そろそろお迎えが来るころだねえ。これだけ長生きできりゃ、じいさん、もうじゅうぶんだろう」

医者がそう言うことで、ご本人も「そろそろお迎えが来るかな」と思えるようになりますし、家族も介護士も看護師も、長い介護地獄の果て、これが最後のケアになるだろうという思いで、気持ちの整理をしたり、安心したりできるのです。

しかし、こう反論する人たちがいるのも事実です。

「この人には死期が来ている」と断言するなどということは傲岸不遜な発想ではないか、

他者の死期を決めるような権利があるのか、と。

私は医者としての経験から申し上げたい。たしかにそう詰め寄られれば、それは「神のみぞ知る」としか言えません。ただ、ある幅を持ってとらえれば、それはわかります。

もちろん、それを何日の何時だというように特定して〝予言〟するようなことはできません。けれども、人間のからだのメカニズムをよく見ていると、もう回復の望みのない老衰末期であること、あと数週間の命だろうとか、数日の命だろうということは見当がつきます。

とはいうものの、今はこんなふうに老衰の状態を見通せる医者が少なくなりました。いえ、まだそれがわかる医者もいるのかもしれませんが、うっかり言おうものなら家族がまなじりを吊り上げて「先生はうちのお父さんがもう死ぬようなことを言った、医療を放棄した」と怒鳴り込んでこないとも限りませんから、うかつにものが言えなくなっています。

それと、なによりも今の社会は、**死を忌避する傾向が強い**ので、それを言えない空気があるのです。いつか命の限界が来て終焉が訪れる、その厳然たる事実と向き合いたくない人が多すぎるのです。

けれども、誰かが、「この人はもうじゅうぶん生きた、もういいだろう」と言えたら、心底納得しているわけではないのに付けるという今の〝胃ろう地獄〟の状況も変えられます。取り巻く事態は違ってくるのです。

いつの日か「じいさん（ばあさん）、もういいよな」と言われたら、「そうか。じゃ、いろいろ準備しなくちゃ」

などと明るく応える。それぐらいの度量を持った老人が増えるといいなと、私は願っています。

老いも死も
もっとオープンに。

隠さない。ごまかさない。
逃げない。怖れない。

人間も枯れていくのが自然

映画『おくりびと』のもととなった青木新門さんの『納棺夫日記』（文春文庫）に、家で亡くなっていたころには遺体がもっと枯れていた、と次のように書かれています。

「最近とみに、ぶよぶよとした死体が多くなってきた。ナイロンの袋に水を入れたような、青白いぶよぶよ死体である。

私が初めて湯灌・納棺の仕事を始めた昭和四十年の初期には、まだ自宅死亡が五割以上もあって、山麓の農家などへ行くと、枯れ枝のような死体によく出会った。肌色も柿の木の枯れ枝のように黒ずんでいた。（中略）

しかし、わが国経済の高度成長とともに、枯れ枝のような死体は見られなくなっていった。今日、**事故死や自殺以外は、ほとんど病院死亡**である。昔は口から食べ物がとれない状態になったら、枯れ枝のようにやせ細ってゆくしかなかったが、今では点滴で栄養が補給されるため、以前のように極端にやせ細った状態にならない。点滴の針跡が痛々しい黒ずんだ両腕のぶよぶよ死体が、時には喉や下腹部から管などをぶら下げたまま、病院から運び出される。どう見ても、生木を裂いたような不自然なイメージがつきまとう。晩秋に枯葉が散るような、そんな自然な感じを与えないのである」

かつてはみんな、**枯れ枝のようになって亡くなったもの**だったのです。

この本が書かれたのは一九九三年ごろ。最近はこんな悲惨な状態で運び出されることはさすがにないでしょうが、今は昔と違って、みんな水ぶくれにされて亡くなっていくというのが非常によくわかる話です。脱水にならないようにと点滴薬剤による〝水攻め〟が行われるからですが、無理に入れてもからだが求めていなければ、細胞内には吸収されていきません。その結果、水びたしになって、手足がむくんで、背中のほうに水が溜まってくる。ひどい場合にはシーツがぐっしょりと濡れてきたりします。

訪問看護師など在宅医療をやっている人の話を聞くと、「乾いて死ぬほうが楽です」とみんな言います。

それが自然の摂理です。人間も自然の生き物として、枯れていくほうがいいのです。

乾いたからだのほうが
苦しまず楽に逝ける――。

点滴による〝水攻め〟は、
安らかな死を招かない。

意味のない延命治療はしない

延命治療だって同じです。自然に枯れていくのを阻止するようなことをするから、苦しむのです。

「方法があるのだからやらなきゃいけない」という強迫観念でやるのは、本末転倒です。意味のある**延命とは、それをすることでその人の人生に寄与できるかどうか**、ということです。

たとえば、高齢者に人工透析をするのが必要かどうか。これについても私は疑問を感じています。

本人がけっして望んでいないのに、腎臓が機能しなくなってしまったのだからやらなきゃいけないといって、週三回、三時間も四時間も腕に太い針を刺されて人工透析をやられるのは、とても苦痛です。透析後は疲れてしまって、ただ横になって寝ているしかなくなる。気力もなくなってぼうっとしている時間ばかり。何のために生きているのかわからなくなってしまいます。

そうはいっても、単純に何歳以上の人はこうすべき、というように、年齢で線引きはできません。八十代でもまだまだ生きがいを持ってやりたいことがある人もいますし、もっと若くてもそろそろ寿命の近づいている人もいます。個別で判断するしかないことですが、もしも年老いた母親が、

「もう、そろそろ先に逝ったお父さんのところに行きたいよ」

と言えば、わかる子どもだったら、

「そうか……じゃあ、先生に話してみよう」

ということになります。医療の意味がきちんとわかっている医者は、

「では、もう透析はやめましょうか」

となる。そうしたら、尿毒症で夢うつつ状態のなかで、**かえって幸せに逝くかもしれないのです。**

「益を与えて害を与えず」。人生の戒めを胸に置く。

「本末転倒」でいちばん大事なことを見失ってはいないか。

自然に任せるという三宅島の知恵

私がまだ芦花ホームに赴任したばかりのころのことです。人生の**終焉の迎え方について私に大きな影響をもたらした出来事**がありました。具体的には、三宅島のお母さんをホームに入所させていた息子さんの言葉でした。

三宅島は二〇〇〇年の噴火によって全島避難になりましたが、三宅島も東京都なので、世田谷区にある芦花ホームでも数名の高齢者をお預かりしました。六年後（私が常勤医になって半年後）、そのうちのお一人、トヨ子さんが誤嚥性肺炎で入院しました。息子の義男さんはそのときはもう島に帰って仕事を再開していました。病院から義男さんのもとに電話が入りました。

「もう口から食べることは無理です。経管栄養にします」

二週間後、義男さんが島から来ると、トヨ子さんは鼻から経管栄養の管を入れられていました。義男さんは私に言いました。

「私は、自然にその時を迎えさせてやりたいとずっと考えていました。三宅島では、食べられなくなればあとは水だけをあげます。そうすると**二週間から三週間くらいで最期を迎えます**、その間、家族は静かに見守るのです。島にいて、病院に行けずにお任せの状況であった自分がどうこう言える立場ではないですが、こんな管をつながれた姿を見るのはつらいです」

そう言って男泣きしました。

かつて外科医として「なに、手術を受けない？　命を粗末にするな」と患者やその家族を叱ってばかりいた私は、胸を衝かれた思いでした。

当時九十歳を迎えていたトヨ子さんは鼻腔からの経管栄養を受けながら、ホームで二年生き続けましたが、その最期のとき――。

酸素飽和度が九十パーセントを切るようになり、心肺機能の低下が疑われました。努力性の呼吸が見られるようになりました。一日に一リットルの酸素吸入を開始し、私は義男さんに連絡しました。

「そろそろ近いよ」。義男さんはホームへ行く支度を始めました。しだいに栄養をからだが受け付けなくなったので、管を外しました。それから三日後に亡くなりました。その日東京にいた義男さんの奥さんと娘さんが駆けつけました。義男さんは翌日にやってきました。すでに覚悟はできていたと、さっぱりした様子でした。

義男さんが言っていた、**三宅島では最期は水だけあげて家族は静かに見守る**、という言葉は、医療処置をするほうがいいに決まっていると思っていた私の考え方を大きく揺さぶりました。

自然に、穏やかに逝く。それが「自然死」というものではないか、と初めて思い当たったのです。

最期は水だけ。
ただ待つのみ。
潔い覚悟に学ぶことは多い。

逝く人と送る人の間に流れる
穏やかな時間――。

幕引きが自然だと痛みがない

外科医をしていた時代、私は、死ぬときに人間はかならず苦しむものだ、できるだけ緩和しなければならないと思っていました。老衰での終焉の場合も、痛み苦しむようであれば麻薬を使って苦痛なく最期を迎えさせてあげようと考えていました。ですから私は芦花ホームの常勤医になることが決まったときに、急いで緩和ケアの勉強をしました。

しかし実際には、これまで二百人近くの方々をホームで看取ってきましたが、**いまだかつて一度も、薬による緩和ケアが必要となったケースがない**のです。

たとえば、がんの末期には痛みがつきもので、ホームにはがんで亡くなった人もいます。しかし驚いたことに、がんで亡くなった方たちも苦しまれず、モルヒネなどを使わないまま最期を迎えられました。

ある九十代の女性の場合、超音波検査で膵臓がんの疑いが出ました。ヘモグロビン値は成人女性の正常値の約三分の一、たいへんな貧血状態でした。検査を担当した医者から、今夜にでも呼吸困難で死亡する危険があるからさっそく輸血を、と指示されました。けれども娘さんは、「今、母は気持ちよくホームで生活をしています。病院に入院させて輸血をしても、その効果は一時的なものだから入院させたくない」とおっしゃる。私も、貧血の原因が膵臓がんであってそれがそのままにされている限りは、輸血によって一時へモグロビンの値が上がっても、すぐにまた貧血状態になるだろうと判断し、娘さんの考えに同意して、そのまま様子を見ることにしました。

その結果はどうだったでしょう。貧血のままでしたが、それから丸二年、ホームで苦痛なく過ごされて、何も起こらなかったのです。

膵臓がんのような腫瘍が大きくなると、普通ならば内臓の被膜が引っ張られ、周りの神経を圧迫してかなりの痛みを生じるはずなのです。

しかし**老衰になっているからだは**、**どうも痛みがないらしい**のです。それは体内に、鎮痛作用があり「脳内モルヒネ」とも言われるβエンドルフィンという神経伝達物質が発生して、痛みを緩和しているからだと言われています。正直言ってその理由は推測でしかないのですが、痛みがないのは事実です。

そうして二〇一一年の九月に、その女性は最後は食べなくなって眠るように息を引き取られました。享年九十六。穏やかな静かな命の閉じ方、まさに私の言っている「平穏死」そのものでした。

この間、娘さんはボランティアとして週二回ホームに来て、お母さんとほかの入所者と一緒に歌謡曲を唱う「どんぐりの会」を続けられていました。

お母さんが亡くなられてお見送りするときは、その歌の会のみなさんが車椅子で参列され、お母さんにも娘さんにも別れを惜しみました。娘さんも、一旦車のほうへ行きかけては引き返し、幾度もお別れの挨拶が繰り返されました。

死に際を見ていると、**老衰というのは生き物として本当に自然な幕引き**だと思います。神様は、生き物が自然な流れで一生の幕を下ろすときには苦痛がないようにしてくださっているのではないか、いろいろな荷物を片付けて、穏やかな心境で逝けるように、もともと仕組みをつくっておいてくださったのではないかと思ったりもします。

平穏死は、神様の贈り物。

老衰は生き物として自然な終着点。
流れに抗わなければ、死ぬときの苦痛はない。

穏やかに暮らせていたらそれで幸せ

みんな身体的な不具合を引きずって老いの坂道を下っていきます。老衰の症状の多くは、病気と似た状態を呈します。症状だけをとってみれば、病気のように見えますが、これは医療では治せないものなのです。

私は今、ホームに出勤して、入所している方々と**朝の挨拶をするのがとても心のなごむ一時**になっています。

医務室を出ると、まずは胃ろうの患者さんたち十数人の部屋を回ります。そのうちコミュニケーションが取れるのは三、四人ですが、みなさんに挨拶をしながら表情を確認していきます。

次は認知症の方々です。アルツハイマー病の人は感情がしっかりあることが多いので、みなさん本当にさまざまな反応をしてくれます。私は「おはよう、おはよう」と手を挙げて、いつも上機嫌に挨拶の声をかけ合います。

元芸者の方は、毎朝私に訴えます。「今朝転んで脚の骨を折ったのよ」と。それはもう十年前の話です。私が「顔でなくてよかったね」と声をかけると、決まって「そうなのよ。この顔で商売してるんだから」とにっこり笑って答えてくれます。雨が降っていようが、風が強かろうが、「今日はいい天気ね」と言う方もいます。私も「いいお天気ですね」と返事をします。

実際のところ、天気なんかどうでもよいのです。お互いに**にこやかに声を掛け合えることが大切**なのです。後期高齢者である私も、人生の過程で言えば、最終章に近づいて、ホームにいる認知症の方とその差は五十歩百歩のところを歩んでいるのですから、お互いさま。みんな大切な仲間です。

そもそも認知症という言い方自体が、病気という扱いです。以前は、年老いて記憶や認識力があいまいになった人を「惚け」といいました。『恍惚の人』という小説もありました。「惚け」という状態はけっして病気とはとらえられていませんでした。

加齢による「惚け」は、世の中の些末なことを超越して、人生のステージを一つひとつ昇って到達する天国に近いところにあります。

私自身、日々ホームにいる高齢者の方たちと接していると、この俗世のちまちました感覚から離れて、半分あの世に行きかけているからこそのおおらかさ、穏やかさを感じています。仏さまになりかけているような雰囲気があるのです。それはそれとして**安らかな状態だと思えれば、ご本人たちは不自由を感じていないので、幸せな老後**なのです。

そういう人たちを、私たちが常識的だと考えている世界に引きずり戻し、病的状況だと判断し、機械につないで何らかの措置を取ることに、今の私は強い違和感を覚えます。

九十歳の人でも、百歳の人でも、同じように検査をして、やれ糖尿病だ、高脂血症だと烙印《らくいん》を押して、好きな食べ物を制限して、薬を飲ませる必要がどこにあるのでしょうか。しかも、その方がそれを望んでいるならいざ知らず、自分のからだの不調も感じない、飲まされる薬の意味もわからないのに、です。

病院は、先のある人を治すところ。本当は、もうどうにもならない人に来られても困るのです。本音を言えば、病院だって「なんでこんな年寄りをわざわざ送ってきたのか。今さら何をしろというのか」と言いたいのです。

ところが、現在の日本はまた変な社会で、そんな本音を漏らそうものなら、やれ高齢者を見殺しにする気か、それでも医者か……とばかりにヒステリックに叩きます。病院も今やサービス業化していますから、そんなことで評判を落としたくありません。仕方がないから、入院させる。仕方がないから医療的処置をする。何度も送られてきては困るから、胃ろうにしておこうとなるのです。

もちろん、私は必要な治療まで否定しているのではありません。先が望めるのであれば、少しでもその可能性があるのであれば、それは当然するべきです。

しかし、とりあえずこちらが責任を取らなくて済むようにと病院に送り、責任を取らなくていいように処置し、画一的に〝胃ろう難民〟が増産されている現状はおかしいのです。

老衰の状態にある老人たちが何を望んでいるのか、今の私にはよくわかります。穏やかに**その日その日を過ごし、苦しまずに最期のときを迎えられればいい**、みんなそれがいちばんいいと思っているのです。

少しくらいボケていたって、それがどうした。

年を取ったら
悠然と構えていればいい。

老衰による自然死こそ理想の「大往生」

医者が書く死亡診断書は、死因が三項目に分かれています。

ある医者がこんなことを言いました。

「用紙にある死因の種類は『病死及び自然死』『外因死』『不詳の死』だけど、最初の項に病死と自然死が一くくりにされている。自然死は病死となぜ一緒なのかね？　あれを見るたびに、**自然死が病死の陰に隠され、軽んじられている**ように思えるよ」

するともう一人の医者が言いました。

「そういえば、以前は死亡診断書に『老衰』と記載してはいけないとさえ言われていた。病名がついていたほうが説得力があるとでも思ったんだろうか。最近は、高齢化が進んで本当に『老衰』としか書きようがないケースが多くなったよ。そう書いても、とくに役所から注意は受けないがね」

実際に私も、特養の医者となって多くの方を看取ってきますと、老衰としか書けない場合が少なからずあって、けっこう悩みます。

あるとき、特養の配置医だという方から、こんな手紙をもらいました。

「昨日の朝、八十八歳の女性が亡くなりました。長女さんと高齢の優しいご主人のご希望で一年半ほど前から経鼻胃管でいけるところまで、ということで今に至っていた方です。気持ちよさそうにあくびをされたり、口をもごもごされたり、たまに人影を目で追ったりする程度になっておられましたが、経鼻胃管を入れてから熱が出ることもまったくなくなり、とても落ち着かれていました。昨日、朝の栄養（一日トータル六百キロカロリーでした）が入ったあと三十分ほどして看護師が検温に行った際に気づいたのですが、私が行った時もまだ温かく、ほんとにすっきりしたお顔で永眠されていました。

で、お伝えしたいのは『老衰』と死亡診断書に書けたことなのです！

すっきりした書面を見るとうれしくて。あちらの世に**持って行っていただくのは思い出だけで、病歴なんかいらない**ですよね。

病院にだけ勤務している医者に教えてあげたいです、この感動と快感。先生にとってはすでに日常茶飯事のお仕事かと思いますが、初心者マークの看取り医はこんなことがまだうれしいのです。初心忘るべからず、です」

自然に任された老衰死。まさに「大往生」のお見送りを伝えるこの手紙をくれたのは、若い医師です。私はすぐにエールを返しました。

近年、細胞分裂の回数や染色体の情報などで寿命や老いを判定する研究も進んでいますが、「老衰とは何か」という〝定義〟については、そうした**科学的見地からだけでは判断しきれず難しい**ものがあります。

でも、年齢ではないことは断言できます。つまり、肉体的な衰えだけで判断できるものではありません。七十歳くらいでも老衰になる人もいれば、聖路加国際病院の日野原重明先生のように、百歳を超えてもあんなにお元気で壮年のような方もいます。

私はやはりその人の精神性、生き方、考え方が影響していると思うのです。要するに、「今後も意味のある生活をしていきたい」「この世にまだまだいたい」

……そうした本人の意識のあり方が、「大往生」の一つのカギになっているように感じます。

「大往生」に向かわせるものは
生き抜こうとする強い意志。

年齢でもなく、肉体的衰えでもなく。

真剣に生きる覚悟を持って

これまで、いろいろなところで「平穏死」についての講演をたくさんさせていただきました。その回数はもう六百以上になりますが、そのなかで一度だけ、「姥捨て山」という言葉に反応されて、「姥捨てと言わないでください」と抗議された方がいました。ジェンダー問題を扱っている人にとって嫌悪感があったのだと思います。私が話したのは次のようなことでした。

かつて我が国には「姥捨て山」という厳しい昔話がありました。自分の食い扶持分の役目を果たせなくなった人間は、自分で自分の命の始末を考える。深沢七郎の『楢山節考』では、〝姥捨て〟になる決意を固めた母が自ら「山に行く」と言い、家族が背負っていきます。食うや食わずの生活で、家族が生き延びていくにはどうすればいいのかを考えた末のこと。村が**存続していくために、ある種やむを得ない現実**でした。

高齢者を山に捨てに行くという民話は日本各地にたくさん伝わっており、これらの棄老伝承も、基本的にはそうした生き残りの原理のなかにあったものです。

柳田国男の『遠野物語』では、昔は六十歳を過ぎた老人はみな「蓮台野《でんでらの》」というところに追いやる風習があったと記されています。年寄りは山のなかに捨てられて、孤独のなかで野垂れ死ぬのではなく、老人だけの集落のような形で暮らしていた、と。そう簡単に死ぬこともできず、日中は人里へ下りていき、野良仕事の手伝いなどをして食べ物を分けてもらったりしていた。しばらく里に下りてこない老人がいると、「とうとう逝ったんだな」と村人は思った……。村人も老人も、死というものを全面的に受け入れ、**老いの先に死があることを現実的にとらえていた社会**です。

日本以外でも似たような状況は見られます。

ネパールの山奥の村人たちの葛藤を描いた『キャラバン』という映画では、ヒマラヤの峠越えについていけなくなった村の長老は、置き去りにされていました。

彼らは雪が深くなる前にインドの村に行って、村で採れた岩塩と穀物を交換してこなくてはいけない。キャラバンが食糧を持って帰れないと、村は食糧危機にあえぐことになります。ついてこられなくなった長老を待ったり助けたりしていて隊が遭難したら、村人は生きていけなくなります。村のみんなが生きていくためには、長老であろうと置いていくしか仕方がないのです。冷たい行動のように見えるかもしれませんが、生き残って存続していくための掟、生存の原理です。

これらに共通するのは、命をつないでいくために老人自らが覚悟する姿勢です。一人ひとりが「生きること」に自覚と責任を持っていたのです。

私たちは今、そういう「生きる覚悟」を忘れてしまっています。生と死の瀬戸際に立つ厳しさが、現代人には足りない。生きていくための本当の厳しさを知らない。今の日本の社会には、生き抜くための真剣さがなさすぎます。

『遠野物語へようこそ』（三浦佑之・赤坂憲雄／ちくまプリマー新書）のなかで、赤坂憲雄さんが書いていることに、私はとても共感しました。

「『遠野物語』から百年の歳月を経て、わたしたちはみな、**老いや死から真空パックのように隔離されて、生きることの意味を忘却しているの**かもしれません。

老いも死も日常から遠ざけられ、リアルに感じることができずにいます。死者たちは、魂は、行き場もなく彷徨《ほうこう》しています。この時代が、『遠野物語』の時代よりも幸福である、とためらわず断言できる者が、いったい、どれだけいることでしょうか」

〝老いや死から真空パックのように隔離されて〟今の日本人は生きている、とは、まさに言い得て妙です。老いや死を完全にシャットアウトした世界で、生きる意味や意義が醸成されるはずがありません。宇宙観も世界観もなきが如しです。

乾いた枯れ木のような状態のほうが安らかに逝けるのに、管を付けて、からだが受け付けられる量をはるかに超えた栄養剤や薬剤や水分を与え、溺れさせる。家族が老人の年金をアテにして生活し、本人が亡くなってもそれを隠し続けて弔いすらしない――。今の日本は昔よりもっとひどい〝棄老〟をやっていると言っても誰が否定できるでしょう。

こうなった理由は、日本人一人ひとりが、**一回しかない人生をしっかり自分のものとして生きようという極めて単純なことが欠落している**からなのです。人間として自分の生き方を考え直すことがないからです。すべての人が死をしっかり見据えた上でひたむきに生を紡いでいくという精神風土があってこそ、人が人を思いやる社会が成り立ち、そこに暮らす老人たちも幸せに生きることができて、そして安心のうちに逝けるのです。

老いと死を放逐したままの生活を、日本人は反省すべき。

生と死がひと続きの社会なら、
老人も幸せに逝くことができる。

高齢者が果たすべき責任

もともと日本人は優秀な民族です。

しかし、残念ながらあの太平洋戦争がありました。戦争中、国を守っていた銃後の国民は、自分たちも我慢して戦地の兵隊さんに食糧を送りました。しかしそのほとんどは、輸送船とともに海のもくずと消えました。

戦後はどっと兵隊さんが帰ってきました。すでに食糧は底をついていて、極限状態になりました。この飢餓状態に追い討ちをかけるような勝者の理不尽な振る舞い、敗者としての無念に打ちひしがれながらもそれに耐え、自分は食べなくても家族に食べさせて、どん底から這い上がって**日本を蘇らせたのが**、**今まさに老衰の終末期を迎えておられる方々**なのです。

しかしながら、今七十代以上の我々の世代は、先達のこの苦労を次の世代に十分に伝えることができなかった。戦後の日本の精神世界をこのように空疎なものにしてしまった責任があります。だからこそ我々の世代は言いにくいことを言う義務があると思うのです。誤りがあればそれを正す義務が。

それにはまず年寄り自身が、今の日本の自虐的、自己否定的、依存型風潮から脱して、自立して、自己肯定的な文化を取り戻さなくてはなりません。

我々年寄りが苦労もして、失敗もして、長年経験を積んで今の日本になったのです。知恵もあるし、まだまだ**世の中に迷惑をかけないで、世話をかけないで、世のため人のために尽くせる方がたくさんいる**はずです。

姥捨ての『楢山節考』の世界には、村の存続を願う老人の誠意がありました。だからあの物語にみんなが感動するのです。

これからは若い者が減り、年寄りばかりが増える大変な時代が来ます。おまけに日本経済もおぼつかなく、足の引っ張り合いのような政治が続いているようでは、将来の日本はどうなるのかという声も聞かれます。

けれども、我々年寄りが今まで一生懸命やってきて、それでもこのような状態なのだとしたらそれはこの先も真っ暗でしょう。しかし我々は、はっきり言って、これまでしっかりやってはいなかったのです。

だから、まだ誤った考えを直す余地をいっぱい残しているのです。余剰財産をたくさん持っているのです。今こそ我々**年寄りは、日本に大事なものを取り戻す絶好の場に来ている**、私にはそう思えてなりません。

命と競争しながらでもいいではありませんか。生きがいをつかんで、ぜひ世の中を明るくしていってほしいと思います。

生きがいを掲げて
世の役に立つ気概を持とう。

老人が明るければ、
世の中も変わる。

第４章

悔いなく逝くための「入舞」を準備する

岡本太郎の言葉が伝えるもの

今から四十年ほど前のこと。私は、勤めていた病院をよくしていきたいと意気に燃えていた医師仲間とともに、「我々に〝活〟を入れてくれる人を呼んで話を聴こう」と、岡本太郎さんに講演をお願いしたことがありました。

気鋭の芸術家の言葉はとても刺激的で、私は強烈な**アッパーカットを喰らわされた気分**でした。

「病院。病のための建物施設とは、なんと覇気のない名称だろう。ここは本来、肉体の苦しみをかかえて困っている人と、それに手を貸すことのできる人が出会う広場だ。医者は、患者と魂をぶつけ合うべきだろう」

岡本さんが語られた言葉は、私の心に深く沁み、高齢者医療に携わるようになってからもときどき思い出します。

岡本太郎さんが遺した次のような言葉があります。

「ぼくは幸福という言葉は大嫌いだ。

ぼくはその代りに〝歓喜〟という言葉を使う。

危険なこと、辛いこと、つまり死と対面し対決するとき、人間は燃えあがる。それは生きがいであり、そのときわきおこるのがしあわせでなくて〝歓喜〟なんだ」

「強烈に生きることは常に死を前提にしている。

死という最もきびしい運命と直面して、はじめていのちが奮い立つのだ」

(『自分の中に毒を持て』岡本太郎/青春文庫)


なんと力強い言葉でしょう。岡本さんの人生観がすべてぎゅっと凝縮されたような言葉です。まさに人生は、**死のゴールを見つめてこそ燃えあがり、いのちが奮い立つ**のです。

この認識は、世阿弥の言う「入舞」に通じるものでもあります。

舞台の退き際にもう一度、中央に立ち戻り、渾身の舞いを踊る……。

人と生まれたからには、そして死が宿命づけられているのならば、その限られたたった一本の片道を、どうして何も考えずにだらだらといい加減に進むことができるでしょうか。

我々は一日一日をあだやおろそかにはできないのです。全身全霊をかけて悔いなき日々を生き抜き、そして、**人生の退き際には「どうだ」と言わんばかりの生き様を見せる**、そうあってこその人生です。人間の一生というものです。

岡本太郎さんの言葉とともに、世阿弥の「入舞」が伝えようとしている真髄がぜひ、一人でも多くの人に届いてほしいと思います。

死と対面し対決するとき、人間は燃え上がる。奮い立つ。

人間は常に死を前提にして生きるべき。

最期を考えることは「生き方」を考えること

日ごろから死を意識しないでいると、その場限りの生き方に流れてしまいます。しかしそれではいずれ来る最期にさしかかったとき、どうしてよいかわからなくなります。

それに比べて、必ず来る最期をふだんから考えている人は、生きるとはどういうことか、最期をどう締めくくるべきかという覚悟ができています。それは究極のところ、**幸せとは何かについて考えているかどうか**ということです。

我々は自然のメカニズムとして親を通して命を与えられ、日々を過ごして老衰への道をたどり、いずれ人生の終焉を迎えます。一回だけの「自分」という命を与えられたのです。生きている間だけの命です。それをどう生きるか、自分で納得できるものにするかどうか、ひとえにそれは我々自身にかかっているのです。

自分の一生を意味あるものにするかどうかは、人生の途上で次々起こる出来事をどう乗り越えていくか、人生が出すそのときそのときの問いにどう自分が答えるかにかかっています。**我々の一生はその問いに対する自分の答え**でありましょう。

人生五十年だった戦国時代。戦いに明け暮れる日々、疫病に脅かされる日々、度重なる天災。死は足下に転がっていました。

浄土真宗の中興の祖と言われ、開祖である親鸞に続いて畏敬されている蓮如の〝白骨の御文章〟というものがあります。

「それ、人間の浮生なる相をつらつら観ずるに、おほよそはかなきものはこの世の始中終、まぼろしのごとくなる一期なり。さればいまだ万歳の人身を受けたりといふことをきかず、一生過ぎやすし。いまにいたりてたれか百年の形体をたもつべきや。われや先、人や先、今日ともしらず、明日ともしらず、おくれさきだつ人はもとのしづくすゑの露よりもしげしといへり。されば朝には紅顔ありて夕には白骨となれる身なり」（『浄土真宗聖典』本願寺出版社）

たいして長くない人間の一生には、喜びよりも苦しみのほうが多く、生きていくのはたいへんなこと。いつ何が起こるかわからないし、一寸先は闇。事故やら病気やら、いつなんどきでも死は誰にでもやってくる。老若、死に順番などない。朝元気で出かけた人が夕方には亡骸になっていることだってある。それなのに人は、死ぬのは他人であって、自分のほうが死ぬなんてことは少しも考えていない。誰のもとにも死は身近に存在していることを知るべき――。

だいたい、そういうような意味です。

私の父が毎朝、仏壇に向かってこの〝白骨の御文章〟を唱えるのを、私は物心つくころから横に座らされて聞かされていましたのですから、毎日聞かされるものですから、そのうちほとんど覚えてしまい、お経の抑揚まで父そっくりに唱えられるようになったほどです。

考えてみればそのころの父はまだ五十歳前。時代は太平洋戦争前夜でした。時代もあったのかもしれませんが、**毎朝本気で死と向き合っていた**のだと思います。いつの間にか我々日本人の生き方が変わったようにも感じます。

生まれて、生きて、そして死ぬ、それが自然の摂理。その自然の一部としての自分にもいずれ来る最期、その最期までどう生き抜くか、それが勝負だったのです。生きがいもそこにあったのです。そこにある幸せは刹那的なものではなく、信念に基づいた悟りのようなものであったろうと思われます。長さではなく、生き方だったのです。

江戸時代中期の武士の修養書『葉隠』のなかにある「武士道と云うは、死ぬ事と見付けたり」は、常に死を覚悟して生きる、今日もいつどういう事態が起こるかわからないと常に覚悟して今を生きる術であったと思います。

先祖から受け継いできた我々日本人の血には、このようなDNAが流れています。何千年、何万年、いや**何百万年と受け継いできた生物としての命、そのバトンタッチを我々はしている**のです。

侍の美学のようにとまでは言いませんが、せめて、死を遠くに追いやるのではなく、「死」をしっかと見据えた上で毎日の「生」を充実させていく。そういう昔の日本人の志だけは、背筋に一本通しておきたいものです。

「死」の覚悟が
「生」を充実させる。

最期をどう締めくくるか考えることは、
幸せとは何かについて考えること。

主体性を持って生きる

私は、かつてドイツで血管外科の勉強をしていたことがあるのですが、ドイツの病院では、夜、医師が時間になって帰る前に容態が気がかりな患者さんの様子を見に行くと、「ドクター、いい夜を！　また明日！　(Gute Nacht! Bis Morgen!　グーテナハト ビスモルゲン)」と挨拶をしてくれます。

明日まで無事でいられるだろうかと心配になるような具合でも、苦しい息のなかでにっこりしながら「また明日！」と言う。医師に治療してもらっているけれど、**自分の病気は自分の問題**である、という感覚が根づいている。個人主義がベースにあって、人に依存していないのです。相手の立場を思いやった挨拶を交わすということが、礼儀になっている。あれはまさに一つの文化だと思いました。

日本では考えられません。まず帰れるような雰囲気になりません。患者さんの家族も、看護師も、口にこそ出しませんが「先生、帰っちゃうんですか？」というような空気を出しています。医者自身、とても帰る気にならない。割り切れない。まじめといえばまじめですが、どこかじめっとした依存関係が漂っています。どちらがいいとか悪いとか言うつもりはありませんが、どんな状況においても自律性を持っているということは大切なことで、それは**人間としての成熟、大人度を示している**ように思います。

ドイツの医者は治療方針についても割り切りがはっきりしています。「もう、これ以上は無理だ。これ以上やることは、あなたのためにならない」と単刀直入に言います。患者のほうも、客観的なこととしてそれをきちっと受けとめる。それは基本的に「人間はみな一人」という自立心が社会的に確立されているからできるのです。

ドイツ人と比べるとよくわかる日本人の自律性の喪失というものは、いったいどこから来ているのでしょう。封建時代の名残なのか。官僚による過度の規制のせいなのか。責任を無視した自由とも言うべき甘えの構造は、日本人の「問題の本質を避けて通る体質」とも少なからず関係しているようにも思えます。すなわち、問題を直視しない。体裁だけで済ましてしまう。厄介なことにはかかわりたくない。そういう姿勢で自分の死

について も真剣に考えない。人生最大の問題である死を避ける。安易な生き方に流れる。だから死ぬときに腹が据わらない。ただ恐れてじたばたする。時間だけ延ばそうとする。……これが今の日本人です。しかし、これを正せるのは誰でもない、国民自身しかいません。それぞれが自覚し行動しなければ変わらないのです。

医療に関して言えば、私は、日本人はもっと主体性を持ったほうがいいと思っています。主体性というのは、ただ言われるがままに流されてしまうのではなく、**自分という軸をきちんと持って、医療に臨む**ということ。自分の人生の問題、自分の命のことなのですから、医療者に預けきってしまうような依存的な考え方は捨ててほしいのです。

もちろん、全部自分で決めなくてはいけない、ということではありません。専門的なことがわからないのは当然です。わからなければわからないなりに、「自分は何に価値を置いて生きていて、どういうことを望んでいるのか」ということをはっきりさせて、医師に「こうするにはどうしたらいいか」を相談する。それでいいわけです。

大事なのは、自分の命の責任は自分自身にあるという自覚を強く持つこと。この自覚があって初めて、人生を最期まで悔いなく生き抜くことができるのだと、私は思います。

自分の命の責任は
自分にあるという
自覚を持つ。

他人への依存心があると、
生きる軸が定まらない。

人は余命を知ってあらためて生き始める

私に見事な「入舞」を見せてくださった方は、これまで何人もいましたが、なかでも忘れられない女性がいます。

原真幸さん、四十代の女性です。病院の緩和ケア病棟でがん性疼痛看護の認定看護師をしていた経験を生かして、訪問看護師をしていましたが、あるとき、胃の変調に気づきます。

じつはスキルス性胃がんでした。がんを切除することはできず、お腹を閉じてしまって、幽門のバイパスだけをつくりました。

担当の医師は、「手術で取れなかったのだから、次は化学療法をするのが当たり前」という見解でしたが、原さんは化学療法はやりたくないと考えていました。がんは**自分の細胞の一部**が変異したもの。命を危うくする困った存在であっても、化学療法で自分の正常な細胞を痛めつけてまで、がんを叩くことがいいとは思えなかったからですが、なによりも原さんは、治療して少しでも延命したいとは思っていませんでした。

看護師として終末期の人たちと接するなかで、原さんは「自分は何のために生きているのか」ということをよく考え、自分なりに心の整理をしていました。

「私の生きがいは、『誰かの役に立つ』こと、『社会の役に立つ』ことをすることです。何らかの療法をすれば、進行を抑えることができるかもしれない。でも、その副作用で苦しんだり体力が衰えたりして、仕事を続けていくわけにはいかなくなります。看護という仕事ができなくなって人の役に立てないのは、『生き続ける』意味を持たなくなってしまうことなんです」

原さんはそう言いました。

延びた命での生活が、自分の生き方に添うものでなければ、意味はない。それよりも、治療しないで生きる一年なり二年のほうが、自分の生き方、自分の〝命の方針〟に合っている。自分の存在意義が見いだせないで**ただ生かされているような時間を持ちたくない**、という考え方でした。

その後、原さんは通院と在宅の訪問診療で緩和ケアを受けるようになりました。今後のがん患者の参考になればという思いで、がん性疼痛薬の治験に協力したりもしました。

原さんは終末期患者が求めているのは何かをよく知っていました。「終末期の緩和ケアというのは、人に迷惑をかけさえしなければ何でもありだ」と感じていたといいます。どう死ぬかはどう生きるかの一部。自分の**命をどんなふうに締めくくっていきたいかは、その人の意思を尊重すべき**こと。つらい痛みを和らげて、心を解き放って最期を迎える。緩和ケアのキーワードは「何でもあり」という受容性でした。

ところが、自分のかかった医師は、ただ「命を延ばす」ことしか考えていない。延命措置があるのだから、やることが当然である、しないことはあなたの罪悪だ、と言う。原さんは治療をしないという判断について、医師から非難されることがストレスだったそうです。

「治って、元気にまた日常生活が送れるわけではないんです。もうあとわずかなのに、自分の生き方を否定されるのはつらい。医者は終末期の患者に、『絶対こうしなければいけない』と押し付けないでほしい。これは私の遺言です。石飛先生、このことをメッセージとして世の中の医者に伝えてください」

私はそう頼まれました。

原さんは在宅でがんばっていたのですが、二年前のクリスマスイブの日に、弟さんと、親しかった看護師仲間に囲まれて静かに息を引き取りました。

原さんは**亡くなったときに着せてほしい衣類を用意**していました。洗いざらしのTシャツにはき慣れたジーパン、白いシャツ、そして彼女にしては少し珍しい指示も。それは上下お揃いの花柄の下着をつけることでした。真新しい化粧品も用意してありました。付き添った看護師仲間できれいにお化粧をしました。そして、彼女が生前愛用していた小さめのつばのある毛糸の帽子をかぶせて納棺し、生前献体を申し込んでいた慶應義塾大学医学部に原さんは運ばれました。

それからほどなくしてお世話になった看護師仲間たちに手紙が届きました。原さんが生前したためておいたものを弟さんが送り届けたのです。ある一通の手紙には、自分が受けた恩への感謝の言葉が書かれていました。幸福のなかで人生を終えることへの感謝です。仕事に誇りを持っていた彼女らしい、看護が看護であり続けられることへの祈りが書かれていました。そして、先に逝った看護師仲間の一人を〝向こう〟で見つけ、近況をたくさん報告するのだと書いていました。


亡くなる前、私は誕生日を迎えた原さんから呼ばれて居酒屋に行きました。

お酒も飲めない、何も食べられない状態なのに、原さんは友だちに囲まれて談笑していました。みんなと一緒におしゃべりをして、笑って、「自分はまだ生きているんだ」と強く実感できる瞬間だったのでしょう。

人のために貢献する仕事ができなくなってしまった今、自分は何のために生きているのか。原さんは自分の生きている意味とは、**がんについて世の中に伝えること**かもしれない、と言っていました。

「がんはたしかに楽な病気ではない。治療もたいへんだし、お金もかかる。けれど厚生労働省が力を入れているからいろいろな優遇措置もあります。発作が起きて急に亡くなってしまう病気と違って、自分の立ち位置を見つめながら過ごしていける病気だと思う。

私はがんが憎くない。『がんとはまんざら悪い病気でもないんだ』ということを伝えることが、今の私の使命なんです」

仲間に囲まれた彼女の笑顔は、自分の人生を受け入れた覚悟の先にある、すがすがしさの表れだったのではないかと思います。

胃がんがわかったときは完全に手遅れでした。彼女はそれをしっかり受けとめて、自分であとのことまで指示して逝きました。多くのことを我々に残しました。

もう先のない人に対する医療のあり方を、極限にある人間が身をもって示してくれました。そして、**人間としてどこまで強くなれるか**、我々に覚悟の仕方を教えてくれました。潔くて美しい「入舞」でした。

自分の存在価値を見つけると、「生」も「死」も有意義になる。

どう死ぬかは、どう生きるかの一部。

「先生、心配しないでくれ。おれは大丈夫だ」

もう一人、医者の私に立派な「入舞」を見せてくれた人がいます。

先天性動静脈瘻《ろう》を患っていた清水さん。その病気は、医学の教科書をあれこれ見てもどこにも書かれていない。医師として経験したなかで、もっともたいへんな経過をたどる恐ろしいほどの難病でした。

普通、人間の血液というのは、動脈から毛細管を通ってからだに流れていって仕事をし、静脈を通って心臓に返ってくる仕組みになっています。ところが、清水さんの場合は**動脈から静脈に短絡してしまう**、電気で言えばショートしてしまう組織ができ、静脈と動脈がつながってしまう。それも一か所、二か所ではなく、無数の箇所でつながってしまうのです。静脈の壁はとてもやわらかくできています。そのなかに動脈血が直接どんどん流入していって、やわらかな静脈はどんどんふくらんできてしまう。薄いから破けて大出血を起こす。原因はよくわかっていませんが、一種の先天性形成不全です。

最初に清水さんが病院を訪れたのはまだ二十代のころ。有名電機メーカーの技師として新製品の開発をしている、たいへん聡明で明るい人でした。唇にできものができて、形成外科にかかっていました。手術で取ろうということになったのですが、どうも血が止まりにくい性質だということで、血管外科の私がサポートで入りました。そのときは、そんなたいへんな病気とは思いもよらず、手術で取って退院していきました。

それから半年くらいして、また清水さんが来ました。前よりもふくらみが大きい。それを手術で取る。しかしまたふくらんで、数か月後には来院するのです。いくら取っても、どんどん広がっていく。その部分を取ればよくなると思っていたのですが、それはそういう病気ではなかったのです。ふくらみは唇から広がって顎から顔じゅうに及んでいきました。手術をして数か月はいいけれど、しばらくすると周りが盛り上がってくる。いつ爆発するかわからない血管の薄い膜が、どんどんふくらんで組織が崩れてくる。それを止める手術というのは、まるで**風船を縫うようなもの**です。その状況が年々、加速度的にひどくなっていき、そのうち病状が進んでついに失明してしまいました。

清水さんの会社は、手厚い保障を受けられるように配慮してくれてはいましたが、結局辞めざるを得なくなりました。病気はどこまで進行するのか、生涯ずっと続くのか、これが原因で死が来るのか。本人は肉体的にも精神的にも本当につらかったはずです。仕事ももっとバリバリやりたかったと思います。家族のこともいろいろ考えたり、自分の運命を呪いたくなったと思います。しかし彼は、「考えてもしようがないことだから」と**病気に対して非常にクールで、いつも前向き**でした。

職を失っても落ち込むことなく、家族を養わなければいけないと言って、目の見えない状態でパソコンを打つ練習を開始。インターネットを使って健康食品や健康グッズを扱う仕事を始めて、奥さんと二人三脚でやっていました。

音楽好きで、病院で定期的に行われていたクラシックコンサートを楽しみにしていました。病室では骨伝導のイヤフォンを探してきて、それでクラシックを聴いていました。

結局、清水さんは六十歳で亡くなるまで、三十五年以上にわたって、この病気と闘い続けました。受けた手術の回数はトータルで数十回に及んだはずです。どれだけの試練を耐えたのか。口を腫瘍で完全にやられていたので、気管切開して呼吸はその管からしていました。栄養も経管でした。話すこともできなくなりましたが、それでもパソコンで意思表示をし、強く明るく生きていました。すごい精神力の持ち主でした。

途中から、私は病院を辞めることになったため、主治医は友人でもあるM先生に代わりました。M先生は、私よりも深い懐で清水さんに寄り添い見守り続けてくれました。

M先生に託してから、私はおそるおそる彼の病室に見舞いに行ったことがありました。長く顔を見せていない私に対してどんな反応を示すか内心びくびくしていました。彼はもう失明していたので私の顔は見えていないのですが、様子がわかったのでしょう。紙を引き出しから取り出してこう書いてくれました。

「先生、心配しないでくれ。おれは大丈夫だ」

なんと強い。むしろ私のことを気遣ってくれていたのです。

なぜこんなふうに生きられるのだろうと、その**メンタルの強さ、人間としての大きさに感嘆するしかなかった**ことをよく覚えています。

最期は病院から自宅に戻っていたとき、気管に痰が詰まって、朝、家族が気づいたときには息を引き取っていたそうです。三十五年余の闘病の幕を静かに下ろしました。

清水さんのケースは、余命宣告があったわけではありません。しかしおそらく長い時間のなかで自分の病態を理解して、いつどうなっても仕方ないと思うようになっていたし、覚悟が据わっていったのです。失明しても、会社を辞めざるを得なくなっても、へこたれずに前向きでいられたのは、「それでもまだ生きているじゃないか。命があるじゃないか。生きている喜びをおれは味わえるぞ」という気持ちだったからでしょう。

ナチスの強制収容所で体験した極限的状況を書いた『夜と霧』で知られるユダヤ人医師ヴィクトール・フランクルに、『それでも人生にイエスと言う』（山田邦男・松田美佳訳／春秋社）というタイトルの本があります。

彼はそのなかで、どんな状況であれ、人生はそれ自体に意味がある。どんな状況でも、**人間は人生にイエスと言うことができる**、と書いているのですが、この言葉に触れたとき、私は「まさしくそのとおりだ」と思い、まず清水さんのことを思い浮かべました。

生きていくということは、どんな運命も、どんな状況も受け入れていくこと。人はみな、そういう強さを持ってこの世に生をうけています。

どんなときも、人生にイエスと言おう。

「入舞」とは、苦しみに絶望せず
最後まであきらめない勇気のことでもある。

脚を切った少年は前だけを見た

清水さんの病気を知ったあと、よく似た疾患の少年が来ました。

その子は静脈と動脈がつながってしまう組織が、左脚の膝から下に広がっていました。酸素を含んだ動脈血は足先まで届かないで途中でからだに戻っていくために、足先はすでに腐りかけていました。酸素が届かなくて組織が崩れる痛みは痛みの中でも最も痛いものです。私のところへ転院してくる前の病院で痛み止めの薬を大量に投与され、目もうつろで朦朧とした状態になっていました。

部分的に**切って縫合していたのでは埒が明かない**という清水さんのケースで得た教訓もあり、場所も脚だったので、切断することを考えました。

私は少年にじかに話をし、説得しました。そこは六人部屋でした。話の深刻な様子を感じて同室の患者さんは次々と出ていきました。私は少年を抱きしめて言いました。

「これは神様の失敗だ。命あっての脚だ。片脚を失っても、義足という方法がある。君の命は救える」

彼は野球少年でした。大きな声で泣きました。その泣き声があまりにすごく、ナースステーションにまで響きました。泣いて泣いて泣き尽くした彼は、「わかりました」と答えてくれました。一刻も早いほうがいいので、次の日には左脚を切断しました。

彼はその後、一切めそめそしませんでしたし、愚痴も言いませんでした。その気丈さは大人も顔負けでした。すぐに義足を付け、リハビリをして、退院後は義足で野球を再開しました。学校を卒業して、ベンチャー企業を起こし、今は社長として活躍しています。

彼は、もともと芯の強いしっかり者だったのかもしれません。脚を切断するという人生の大試練にぶつかってそれを乗り越えたことで、生きることへの覚悟ができたのかもしれない。どちらなのかはわかりません。ただ一つ言えることは、今彼に会ったら、「自分の人生、あの病気のことがあってよかった。何もなかったときの人生よりも充実している」と元気に答えてくれることはまちがいないような気がしています。

試練とは、**人生を考える機会を与えられる**ということです。

試練を乗り越える覚悟が、一段上の人生をつくる。

――人生は岐路に立ってからが本番。

「最後の大仕事を残したい」写真家の決意

林忠彦さんという写真家がいました。

人物写真の名手と言われていました。坂口安吾が散らかり放題の書斎で原稿用紙に向かっている写真。太宰治がバーのスツールでご機嫌に酔っ払っている写真など、作家の肖像を撮らせたらピカイチと言われました。

「人物写真は決闘だ。**相手を斬るか、こちらが斬られるか**、いのちがけで対峙する」というのがモットーだっただけあって、ほかの人には撮れない表情を引き出す達人でした。

その林さんが肝臓がんになりました。私が主治医でした。

「何年くらいだ、先生はっきり言ってくれ」

多くの決闘をしてきた人から、私は鋭い眼光で迫られました。この写真界の大御所に余命を告げるべきなのか、私は迷いました。

「肝臓がんといってもいろいろです。こういうがんのタイプの場合、長くて五年くらいでしょう」

苦し紛れにそんなふうに答えた記憶があります。私とのそのようなやりとりのなかで、林さんはあることを心に決めていたそうです。

一九七〇年代以降、列島改造ブームでどんどん高速道路ができ、日本中が開発に沸き、旧街道の面影が急速に失われていきました。「今のうちに、この美しい日本の風景を残しておかなければならない」。そう考えていた林さんは自分の余命をあと五年と聞いて、その間に今の東海道を撮りきろう、この仕事を最後のライフワークにしよう、と決心されたのです。

当時、林さんは六十代後半でした。病気がわかってからも精力的に仕事をされていて、**最後のエネルギーに火がついた**ような感じでした。がんであることがわかっても、おとなしく生活しようとはせず、連れられて私たちも夜の銀座に出かけていったことも一度や二度ではありませんでした。お酒は飲めなくなっていましたが、遊ぶこと、生きることを味わうことはやめない。豪胆な人でした。

運命は皮肉です。それから一年半ほどして、撮影で訪れていた北海道で脳内出血を起こした林さんは、右半身麻痺のからだになってしまいました。写真家としては、あるいはがんよりつらかったかもしれません。なにしろ、**撮りたいところに自由に行けない、カメラのシャッターが押せない**のです。歯がゆかった、いたたまれなかったと思います。

それでも私たちの前では泰然自若としていました。その陰で懸命にリハビリをされていました。車椅子に乗ってなんとか撮影に行けるようになると、

「これで僕も少しは土門拳に近づいたかもしれないね」

と言っていました。

車椅子で動くようになってからは、息子の義勝さんが撮影に付き添われるようになり、実質的に手足となって撮影を支えていました。父と子の東海道行脚が続きました。

林さんが東海道を撮り続けていたのは、一九八五年から一九九〇年にかけてです。江戸時代の街道筋とはすっかり様変わりしてしまったなかで、現代的なものを一切フレームに入れ込まずに東海道の写真を撮るというのは、至難の業だったはずです。構図を決

めるだけでもたいへんで、同じところに何度も何度も足を運ばれていました。

しかも写真家は根気が必要です。そこにどう光があたるのが美しいかを考えると、どんなに寒かろうと暑かろうと、その瞬間が訪れるまでずっと待ち続けます。そこに鳥が止まっている写真が撮りたいと思えば何日でも待つ。夕光に空が赤々と染まる一瞬をじっと待ち続ける。そうやって**一枚一枚、渾身の力で写真を撮り溜めていかれた**のです。

撮影当時のことを、義勝さんはこう語っています。

「ことにすごく気に入っていたのは、あの狐の赤い前掛けです。なぜ、あれだけ〈赤〉にこだわったかということですけど、自分でもあんな情熱の火の玉のような燃え上がるものが欲しかったんじゃないでしょうか。本当に惹かれたみたいでした。東海道を撮りながら、病魔を克服するパワーが欲しかったんですね。それで、うまく撮れたから、自分なりに、よし、これで絶対にがんばれるぞって思ったにちがいないんです。果たして最後までできるかと疑問だった仕事ですから、自分への問いかけでもあったような気がします。だから、だんだん京都に近づくにつれて色彩が赤味を帯びてくるんですね」

(『評伝　林忠彦——時代の風景』岡井耀毅/朝日新聞社)

一九九〇年の秋、できあがった写真集『林忠彦写真集　東海道』（集英社）を、私はとても感慨深い思いで拝見しました。どのページにも、それこそ**命をかけて撮った作品**が並んでいました。重厚で、気迫にあふれる写真集です。

しかし当の林さんは、「思ったより明るい」写真になったと書いていました。

「健康人には理解できない苦痛があった。しかしそれに耐えてこられたのも、この仕事への執念があったからである。刻々移り変わる風景の決定的瞬間を捉えるのも、この執念のなせる業であろう。写真はその現場にいない限り、撮れない。その思いが、僕の病気を忘れさせ、駆り立ててくれた。納得いく一枚の作品のために。

いまようやく編集作業も終わりに近づいてきた。あらためて、百点余りの作品を並べてみるとき、意外なことに気がついた。僕の作品が、思ったより明るいということである。もともと楽天的で暢気な性格であるところから起因するのか、それともこの仕事が最後であるという開き直りが原因なのか、僕にもわからない。

しかし僕は作品を通して、もう一度、自分を見詰め直すことができた。この仕事に感

謝したい」（前掲書）

私はこの文章を読んで、「ああ、林さんは病気に絶望してはいなかったのだ」と感じました。撮った写真が悲愴感漂うようには見えないということは、林さん自身の気持ちが明るかったからでしょう。自分の生きがいに夢中になって精いっぱい生きていたから、気持ちは晴れ晴れとして明るかった。自分の写真が**明るい写真だと感じたのは、林さんの心が明るかったから**なのです。

「執念」という言葉を使われていますが、常に「ここで最高の一枚を撮るんだ」という思いが、病気を忘れさせたのです。そして「東海道を撮りきるんだ」「撮りきるまでは死ねないぞ」という思いが、生命力そのものにつながっていった。

念願の写真集を刊行したその年の暮れ、林さんはご自身の写真展のオープニングセレモニーで倒れ、病院に運ばれて亡くなりました。享年七十二。大願成就して、悔いなく納得のうちに逝かれたと私は思っています。

じつに見事な、あざやかな「入舞」を見せていただきました。

命を燃やしきっての
「入舞」ほど、
達成感に満ちたものはない。

そこに死を前にした悲愴感は
ひとかけらもない。

最後の願い

私がよくチームを組んでいた血管外科・救急外科の医師で、今も複数の病院で診療しているM先生のお父さんは、材木商を営んでおり、地元の議員として、また経済界でも幅広く活躍していました。胆管がんで余命いくばくもなくなったときに、長男であるM先生に「連れていってほしいところがある」と頼みました。どこかと聞くと、それはさんざん喧嘩をしてきた政敵の家でした。「最後に仲良くなって死にたい」と言うのです。

手紙を書いて出したらしいのですが、返事が来なかった。もう寝たきりで動けなくなっていたので、M先生は**お父さんを背負って、永年のライバルの家に行った**そうです。向こうは突然の訪問にびっくりしていました。

「立場の違い、考え方の違いでいろいろやり合ってきたが、あんたのことは嫌いではなかった。世話になった。ありがとう」

そう挨拶をして、胸のつかえが下りたようだったといいます。

最後に会いたい人に会って死にたいという人は多いですが、**不仲だった人と仲良くなって死にたい、すべてを清算して水に流したい**というのは、いい「入舞」だなあ、と感心させられました。

「人間は、最後の願いをかなえたいというとき、ものすごいパワーが出るんだと思います」とM先生は言います。

大腸がんのステージⅣで、もう余命一か月くらいになっていた六十代の女性患者さんがいました。福島・会津出身のたいへん気丈夫な方だったそうです。腹水が溜まり、脚もパンパンにふくらんでいましたが頭はクリアでしっかりしていました。余命は本人も家族も知っていました。何かやりたいことはあるかと聞くと、「ハワイに行ったことがないので、行きたい」と言われた。旦那さんと独身の娘さんの三人家族でしたが、旦那さんは、病院で横たわっているのが精いっぱいの奥さんをハワイに連れていくことに尻込みしました。そこで娘さんと、従妹の女性がついていくことにしたといいます。

M先生は、「この人はこういう状態です。万一こういうことがあったらこのようにしてください。よろしくお願いします」と一筆したためて、娘さんに、「飛行機に乗るときにはこれを見せれば、航空会社の人がいろいろ気遣ってくれるから」と手渡しました。

それは、たいへん楽しい旅になったようです。カテコラミン（交感神経から分泌されるホルモン）全開でものすごく元気になって、食欲も出て、山歩きなどもできた。ハワイ島のキラウエア火山の近くまで行って、「かなうとハッピーになれる」という願かけの〝おまじない〟もしてきたそうです。

帰りに飛行機のなかで座席に脚を引っかけてしまい、そこから体液が出始めてしまいました。応急処置として包帯をぐるぐる巻いて、そのまま空港から病院に救急車で連れてこられましたが、ご本人はとてもうれしそうに、「先生、行ってきました！　とても楽しかった」と声をはずませていたそうです。

それから一週間後に亡くなりました。娘さんは、「なぜあの段階で、あんなに元気に食べたり、歩いたりできたのかわからない。夢を見ているようだった」と言ったそうですが、**最後の思いを遂げ、燃焼し尽くした**のです。これもすてきな「入舞」です。

最後の願いをかなえたいとき、
人はものすごいパワーを出せる。

その人の笑顔を遺す――「入舞」。

「人のために」の思いが救いになる

以前、人気流通ジャーナリスト・金子哲雄さんの人生の幕引きが話題になりました。金子さんは肺カルチノイドという病気にかかり、闘病の末、二〇一二年秋に四十一歳で亡くなりました。その死に至る記録が、没後、奥様の手で出版されています。

病名を知らされた段階で〝余命ゼロ日〟の「いつ死んでもおかしくない」状態。絶望感のなかでセカンド・オピニオンを求めて、いくつもの大病院に行きますが、門前払いに遭います。「大病院というのは、**治癒率を下げたくないから、自分のような治る見込みのない患者を診てもくれない……**」とショックを受けます。

やっと、あるクリニックで、肺の腫瘍につながる血管に細い管を挿入し、塞栓剤を入れて腫瘍を枯れさせる治療を受けられたことで腫瘍は縮小。とりあえず窒息状態は免れました。さらにその病院から訪問診療の医師と看護師を紹介されて、在宅治療をすることに。いい医療スタッフとの出会いにより、金子さんは病気が発見されてから初めて心が癒されるのです。責任を持って治す努力をしてくれる、そして気持ちをきちんと支えてくれる医療者たちとめぐり会えたわけです。

金子さんの生きがいは、病気になっても仕事を続けることでした。

「おかしな言い方だが、末期がんとわかって以降、仕事の喜びが増した。毎回、『この仕事が最後かもしれない』と思って仕事に臨む。そう思うと、ますます全力で取り組むことができた。仕事ができる喜びを体いっぱいに享受することができた」(『僕の死に方　エンディングダイアリー500日』小学館)

流通ジャーナリストとして人の役に立つ情報を届けるのが自分の使命だと考えていた金子さんは、**仕事を通じて「人のためになる」ことを考えることが自分の生きている喜びになり、病と闘う気力の源泉になっていた**のです。しかし体力が衰え、からだが動かなくなっていきます。そこで、「自分の最期をプロデュースすること」が自分の最後の仕事だと思い至る。葬儀の段取り、手配、戒名、財産に関する遺言、お墓の用意など、葬送一式すべてを自己プロデュースすることにしました。
「相手を喜ばせるための仕事を、今、私はできていない。その代わりに、葬儀と葬儀後をプロデュースすることで、相手に喜んでいただきたいのだ。実際、こうしたプロデュース作業は楽しかった。自分の『死』にまつわることなのに、作業中、喜んでくれている相手の顔を思い浮かべて、笑みさえこぼれた」(前掲書)
こうして準備万端整えて、最期は自宅で奥さんに看取られて静かに亡くなっていったのです。葬儀後に配られる会葬礼状まで自分で書いて準備してあったそうです。見事な「入舞」です。余命わずかとわかってから、いっそう仕事を熱心にやり、最期は自分の〝命の始末〟をやった。「人のために今の自分ができることは何か」を考え続けることが救いになっていた。これは一つのヒントになると思います。
看護師の原さんも、写真家の林さんも、**自分の命のことを考えながら、自分が社会のためにできることは何か**を考えていました。人間は一人で生きているわけではない。社会的な動物です。自分のことだけではなく、社会に思いを馳せることが、一人で死んでいく怖さに立ち向かう力になるのではないかと私は思うのです。

人に死を克服させるものは、みんなとつながっていると思う心。

自分の命のことを考えながら、社会に思いを馳せる。

「死ぬ時節には、死ぬがよく候」

私が好きな映画に、『ヤング@ハート』というドキュメンタリー作品があります。

アメリカ、マサチューセッツ州の小さな町にあるコーラスグループの話で、そのメンバーの、平均年齢八十歳のおじいちゃん、おばあちゃんたちが主人公です。元プロもいれば初めてステージに立つ人もいる。共通しているのはみんな音楽が大好きなこと。その人たちが練習を重ねて、それはノリのいいロックンロールをコンサートで披露しているのです。人気があって、アメリカ国内だけでなく海外にまで呼ばれて公演に行くほどです。

しかし高齢者ばかりですから、旅の途中で体調を崩し、亡くなってしまう人もいます。

それが少しも暗くない。逝ってしまった仲間たちも**空から見守ってくれているはず**だと、落ち込まずに明るくステージに立って満面の笑みで歌うのです。

インタビューに答えるメンバーの女性の言葉が、胸に沁み込んできます。

「私が逝っても歌い続けてね。七色の虹に腰かけて、あなたたちを見守っているから」

七色の虹に腰かけて見守っているとは、なんと小粋なフレーズでしょう。

最後まで明るく、自分を生きる。自立した人生の最終章を送る。自分が精いっぱいやっていることが、人を喜ばせたり、人の役に立ったりすることで、生きる喜びが二重、三重になっている好例だと思います。まさに命が輝いているという感じの映画です。

これも一つの「入舞」です。真剣に何かに**取り組めるものを持っていると、精神的にいかに大きな支えになるか**ということです。やはり、生きがいを持って邁進するということが、上手な生き方の知恵であり、後悔のない上手な死に方をするための知恵です。

禅僧の良寛さんが手紙のなかで書いた一節に、

「死ぬ時節には、死ぬがよく候」

というのがあります。全力で生きていれば、死が近づいても怖くない。悔いなく生きることができ、いよいよからだにガタが来たら、それが病気であれ、老いであれ、「いい人生だった。この人生、これでよしとしようか」と幕を引く。そうやってすっきりさわやかに明るく人生を終わらせていきたいものです。

全力で生きていれば、
人生の最終章も
明るく迎えることができる。

大切なのは、夢中になれる生きがいの存在。
最期まで精神的な支えとなってくれる。

私の入舞――「おわりに」にかえて

人は困難な状況に陥って初めて、人生を生き直す機会を得るのだと思います。

私の場合、六十歳を少し過ぎたときに、その機会は突然訪れました。

そのころ私は、病院で多くの患者さんの治療に携わり、副院長としての責務を負っていました。そんななか、病院の経理上の内部告発があり、調査委員会が設けられ、私は委員長に任命されました。ところが、調査結果を報告しようとしたところ、突然、副院長を解任され、私は倉庫代わりに使われていた北向きの一室に追いやられました。

おかしいことをおかしいと指摘し、**正しいと考えたことを主張して**、**病院の自浄作用のために尽くそうとした**のに、何もなかったことにしたい理事会は、私を抹殺しようとしたのです。私は人が信じられなくなりました。

「なぜだ？　どうしてだ？　なぜこんなことに？」

そのときの思いは、余命宣告をされた患者さんの気持ちに近かった。

私にも意地があります。何の非もないのに逃げ出す気持ちにはなれず、徹底抗戦に出ました。裁判を起こした闘いは、結果として十年に及びました。その激震と葛藤の時代に、私は人生観が大きく変わりました。

地位だとか、肩書きだとか、世間の評判だとか、自分の見栄だとか、そんなものは一切どうでもよくなりました。生きている以上、少しでも何か価値のあることをしたいという医者としての使命感が、どんどん純化した。本当に生きていく意味、値打ちということを考えるようになった。そして、これからは**自分の人生にとって本当に価値のあることだけを大切にして生きていこう**、と思うようになりました。

医者の世界には、無言のうちの〝序列〟が存在します。大学病院や国公立の大病院の医者がいちばん上、そして民間の中規模病院の医師、次に個人開業医。老人ホームにいる医者はさらにその下とされます。人から見ると、私は一気に天から地に落ちたようなものらしいです。しかし、そんなものが何でしょう。「よりよく生きる」ためにはそんなものは何の関係もないはずです。

常勤の医師が病気で倒れて後任が見つからずに困っているという話を聞いて、私は自分の意思で芦花ホームに来ました。人間としてどう生きるか、医療で人を治すとはどういうことかということを深く考え直すようになっていた私は、老いの終焉の現場に行けば、人生という物語の最終章が見えるかもしれない、高齢者に対する延命医療の限界がわかるかもしれないと思い、名乗り出たのです。

その選択に誤りはなかったと心底思っています。

もし、自分の名誉や立場だけを守るような老年を迎えていたら、どれほど薄っぺらな味気ない人生で終わったか、そう思うとぞっとします。

本当に**自分のことが見えるのは、成功体験においてではなくむしろ逆境のなか**です。我々は苦しみを通して自分を知り、心の柔軟性を得るのです。不幸な体験を通して人に優しくなれるのです。

ここに来なかったら、私にとって死とは、病院時代の、あの暗くて憎らしくて近寄りたくないイメージのままだったでしょう。十字架をいっぱい背負っている人間ですから、死はとても重く暗い。そのままだったら、私は自分が死んでいくことが怖くて仕方なかったかもしれません。

しかし、自然で明るい往生というものを知り、死のイメージがまるっきり変わりました。今は死を迎えることが少しも怖くありません。

そして、生きている喜びをいろいろな機会に感じることが増えました。

人間、万事塞翁が馬です。人生、本当に何が幸いするかわからない。あの逆境がなければ、今がない。自分の全人生が否定されるような苦悩のなかで過ごしたあと、こんなに平和でこんなに明るい毎日が待っていようとは想像もできませんでした。あの時代は本当につらかった。今振り返っても心が凍りつくようなことが数々ありました。でもそれは、大事なことに気づくための試練だったのです。

生きる意味は誰かが教えてくれるものではなく、**山坂越えて生きることを通して、人生観がくつがえるような体験を通じて、自分でつかむ**のだと思います。

生きがいを奪われて絶望的な気持ちになったといっても、私は命まで取られたわけではありません。命があって、よりよく生きようとする志を失わなければ、また道は開かれる。喜びは人と分かつと二倍になり、苦しみは人と分かつと半分になる、とはよくいったもので、人に支えられて前を向けるのです。

私を必要としてくれる人がいる。多少なりとも人の役に立たせてもらえている。そういう人たちのおかげで自分がこうして元気にしていられると考えると、こんなありがたい話はない。おのずと毎日、ほがらかになってきます。

自己実現を目指して自分が満足できることよりも、**自分が誰かの役に立てているという思いのほうが、生きる喜びとしてはずっと大きい**、そう思います。

冬の空気の澄んだ日に芦花ホームの屋上に上がると、関東平野の西、丹沢の山並みの向こうに、富士山がくっきりと見えます。私は時折、凍てつくような寒さのなか屋上に出て、富士の裾に沈む夕陽を眺めます。そんなとき、決まって想うのが父のことです。

実家は、広島から旧出雲街道を北に行った町にある呉服屋でした。

私は父が四十歳のときにできた六番目の子、最後の息子。怖い父でしたが、かわいがってくれました。

父は「医者になりたい」と言う**私を東京に送り出したあと、一冊の手帳をつくった**ようです。慶應の医学部を卒業させるまでにいくらお金がかかったか、そこにはすべて記録されていました。「誰のおかげで学校に行けるか、それは店を支えている店員のおかげだ」といつも言い聞かされていました。もちろん、父と母の愛情と周りの人々のおかげで医者になれたことへの感謝は忘れたことはありません。

父が八十歳近くになったころのことでした。

久しぶりに実家に帰ってきた私に父はこう言ったのです。

「おれは糖尿病だ。いずれ心筋梗塞か脳梗塞で倒れるだろう。意識不明になったら、お前、おれによけいなことをするんじゃないぞ」

私はその言葉をあまり深く考えてみもせず、「ああ」と答えました。

数年後、父は本当に脳梗塞で倒れ、母から電話が入りました。

「町の先生に診てもらっているけど、呼吸困難ですごく苦しそう。一刻も早く帰ってきて」

私はとっさに気管切開の道具をカバンに詰め、羽田で飛行機に搭乗するときも事情を説明して手荷物チェックを無事通してもらって、夕方、実家にたどり着きました。

離れで寝ている父の息は苦しそうでした。呼びかけましたが応答はありません。「なんとかしてやって」と母や姉からせがまれ、懇願された私は、姉に手伝わせて父の気管切開をしました。呼吸は苦しそうでなくなったので、母も姉もほっとした顔をしました。ただ、それからも意識は戻りませんでした。結局、点滴と経鼻胃管で水分と栄養を補給し続け、三か月後、父は息を引き取りました。

あのとき、父の容態を見た私は、医者としても、家族としても、気管切開をして楽にさせるのが最善だという判断をしたわけですが、その後、父のことを考えるたび、**本当にあれでよかったのだろうか**という想いを抱くようになりました。

子供のころから、私はいつも父の言うことを素直に聞く息子でした。だからこそ、父は私に言い残したのではなかったか。その私が最後にやったことは、父の意思に背くことだったのではなかったか……。

私が死というものと真剣に向かい合って、〝当人の意思〟ということを深く考え、「平穏死」を唱えるようになったのは、父との約束に対する自分自身の深い葛藤が大きなきつかけになっていると言えます。「言うことを聞かなかった」と父は怒っているかもしれませんが、死をもって私を深い思索に導いてくれたことに、私は頭を垂れて感謝しています。

「平穏死の先生」。私の活動がなんとか知られるようになり、このごろ私は名前ではなく、そのように呼ばれるようになりました。

苦しまずに**穏やかな最期を迎えるということは、人間の幸せの大きな要素の一つ**です。さまざまな方面から関心を持っていただき、終末期の医療と介護のあり方について一緒に考えてくださる人々が増えたことは、とてもありがたいことです。

老衰の果てに病院で胃ろうによる過剰な延命治療を受けながら亡くなられる多くの高齢者たちを見るにつけ、自然死への道をさえぎって「もっとがんばれ、がんばれ」と煽る現代医療には疑問を感じざるを得ません。苦しみなど与えず、終末期の高齢者は自然で安らかな死に向かわせてあげるべきだと、私はこれからも強く「平穏死」を提言していくつもりです。

芦花ホームで働いている介護士の姿を見ていると、私は心からホームの医師になってよかったと思います。使命感を持って生き生きと働き、献身的な努力をするこのような人たちによって今の高齢化社会が支えられているのだと感じます。

介護士はこう言います。入所者を看取ったとき、自分の口から自然に「ありがとうございました」という言葉が出るのです、と。長い人生の終わりを迎え穏やかに息を引き取る姿を見たとき、これまでの介護や看守りの努力にその姿で応えてくださり、そして介護士にご褒美として、**生き方や使命を教えてくださったので、思わず感謝の気持ちが湧いてくる**のだそうです。

その気持ちは私にもわかるような気がします。

老衰の終末期。自然な最期は、一生懸命生きてきた者にとっては神様が与えてくれる永遠の休息とも言えます。その最期の姿は、寄り添って介護した者に敬虔な祈りの気持ちをもたらします。

死は怖いものだという思い込みにとらわれてはいけません。

人生の終着点である死は、怖いものではなく、それは本来、静かで平穏なものなのです。

私の好きな言葉に、

「人間の第一の務め。人間であること」

というガエタノ・コンプリさんの言葉があります（『ほほえんで人生を』中央出版社）。

人間の務めの最後の締めくくりとして「平穏死」ほどふさわしいものがあるでしょうか。そして「平穏死」の扉を開くのは我々一人ひとりの意識だと思います。

それぞれの**人の生命の自由は、ほかの何人もそれを阻止する権利などない**のです。

この思いを一人でも多くの人に届けるために、命の限り全力を尽くす。それが私の入舞なのだと思っています。

謝辞

本書のなかでイニシャル表記にて紹介したK先生、M先生とは、私の長年の盟友である、亀田正先生（現医療法人明和会亀田病院理事長）、茂木克彦先生（今年の三月まで東京都済生会中央病院外科非常勤医）です。

両氏からは貴重な知見や患者さんのエピソードを披露していただき、私自身大いに刺激を受けました。両氏と出会うことがなかったら、両氏から医師としてのあらまほしき矜持を見せられなかったら、今日の私はないと断言できます。私と同じように、いえ、私以上に医療問題に真剣に取り組んでいる仲間がいることは、いつも私を勇気づけてくれます。ここにあらためて深い感謝の意を表します。

本書は、幻冬舎ルネッサンスより刊行された『「平穏死」という選択』（２０１２年９月）と『こうして死ねたら悔いはない』（２０１３年２月）を加筆修正・再編集し合本したものです。

〈著者プロフィール〉
石飛幸三（いしとび・こうぞう）
特別養護老人ホーム・芦花ホーム常勤医。1935年広島県生まれ。1961年慶應義塾大学医学部卒業。同大学外科学教室に入局後、1970年ドイツのフェルディナント・ザウアーブルッフ記念病院に血管外科医として勤務。1972年東京都済生会中央病院勤務。30年にわたって頸動脈内膜剝離術など血管外科の発展に寄与する一方、慶應義塾大学医学部兼任講師として血管外傷を講義。1993年東京都済生会中央病院副院長。2005年12月より現職。診療の傍ら、講演や執筆、メディアを通して、老衰末期の看取りのあり方についての啓発に尽力している。著書に『「平穏死」のすすめ　口から食べられなくなったらどうしますか』（講談社文庫）、『「平穏死」を受け入れるレッスン　自分はしてほしくないのに、なぜ親に延命治療をするのですか？』（誠文堂新光社）などがある。

平穏死という生きかた

2016年9月20日　第1刷発行

著　者　石飛幸三
発行人　見城 徹
編集人　福島広司

GENTOSHA

発行所　株式会社 幻冬舎
〒151-0051　東京都渋谷区千駄ヶ谷4-9-7
電話　03(5411)6211(編集)
03(5411)6222(営業)
振替　00120-8-767643
印刷・製本所　中央精版印刷株式会社

検印廃止

ISBN978-4-344-03007-7　C0095
幻冬舎ホームページアドレス　http://www.gentosha.co.jp/

この本に関するご意見・ご感想をメールでお寄せいただく場合は、
comment@gentosha.co.jpまで。